Posiciones Caninas CTAC
para la rehabilitación física y la estimulación temprana

Eva Domènec - Francesc Ristol

MÉTODO CTAC

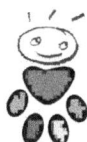

SMILES
CTAC
·publishing·

Terapia Asistida con Animales
Posiciones Caninas CTAC
para la rehabilitación física y la estimulación temprana

1ª Edición: Enero 2014
Copyright © 2014

Autores:
Eva Domènec
Francesc Ristol

Teresa Espinosa: Fisioterapeuta
Marta Perdigó: Ilustradora

Edita:
SMILES CTAC Inc.
Coral Gables, FL (USA)

www.smilesctac.com
Email: info@smilesctac.com

ISBN 978-0-9886331-6-2
Número Library of Congress: pendiente

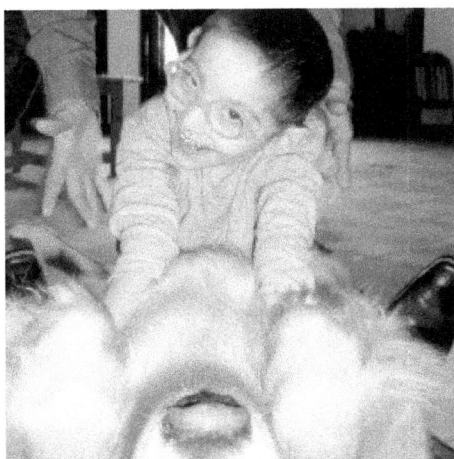

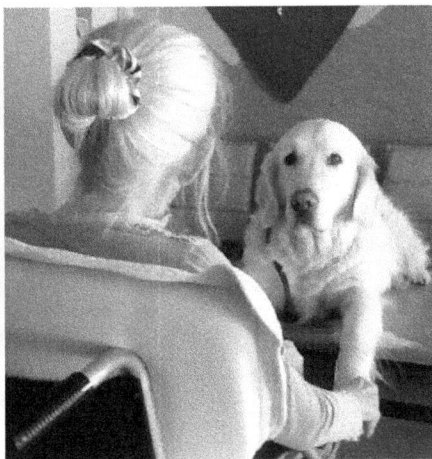

Este libro va dedicado,
a todas aquellas personas quienes, con su sonrisa, trabajan
día a día para continuar disfrutando de la magia de la vida.

Prólogo

Hace tres años tuve una entrevista con Eva Domènec. Solamente quería saber alguna cosa más sobre las terapias con perros: había oído hablar de ellas, había buscado información, pero era muy poca y poco concreta.

Después de esa entrevista quedé fascinada con lo que Eva me había explicado, busqué más información contactando con otros centros que ofrecen terapias caninas, pero algo en la forma en que Eva me explicó las terapias y las técnicas me cautivó, algo intangible, de piel a piel,... así que convencí a la directora de mi centro para empezar a trabajar con perros.

¡Perdón! Aún no me he presentado: me llamo Teresa y soy fisioterapeuta. Trabajo en una escuela de educación especial para niños con trastornos neuromotrices, discapacidades intelectuales y cognitivas, y trastornos de la conducta. Hace veinticuatro años que soy fisioterapeuta infantil y, en este tiempo, he probado numerosas terapias, métodos y técnicas diversas para poder ayudar a mis alumnos, por eso sé que ninguna es concluyente ni sirve para todos los niños; sin embargo, hasta ese momento no había encontrado una terapia que fuera tan versátil y completa.

En estos tres años he aprendido de Eva y María las técnicas que me han acompañado en mi camino; juntas hemos podido reflexionar sobre las terapias concretas con mis alumnos, especialmente aquellos con graves discapacidades que tienen grandes problemas para poder realizar una movilidad voluntaria mínima.

El trabajo con "el perro manta" ha sido un descubrimiento para ellos y para mí. Juntos hemos explorado para conocer todas las posibilidades que nos podía ofrecer. Sentir adecuadamente nuestro cuerpo y todo nuestro cuerpo, nos ayuda a movernos mejor. Ante esta previa y con la ayuda de las técnicas, he ido desgranando el potencial tan inmenso que nos ofrece el "perro manta".

Comencemos por las posibilidades posturales: el cuerpo del perro es grande, fuerte y firme, pero a la vez suave, elástico y, sobre todo, vivo. El niño puede acomodarse dulcemente sobre él, sintiendo el calor y la suavidad, sintiendo su cuerpo en un baño de estimulación táctil. También puede descansar a su lado, ayudándole a encontrar sus límites, a sentir de forma completa o segmentaria el cuerpo (un brazo, una pierna, la espalda,...). ¡Qué mejor estímulo que intentar aguantar la cabeza para observar la cara de nuestro compañero perruno o mover suavemente un brazo para tocarlo o darle un premio!.

El perro, además, es un despertar de los sentidos, por sus propias cualidades, sin pedirle nada más al niño. El perro nos proporciona: estimulación somática, táctil, propioceptiva, auditiva, vibratoria, olfativa y vestibular.

Somática, al favorecer la unidad corporal, necesaria para conocer nuestros límites y ayudarnos en el movimiento. Para poder percibir adecuadamente nuestro cuerpo debemos movernos, debemos sentirlo como una unidad. El perro nos ayuda al situarnos sobre él, al abrazarlo, cuando estamos a su lado, cuando se coloca sobre nuestro cuerpo... Sentir el pelo, la suavidad, las zonas ásperas, el calor aumentan la información y nos llevan a intentar movernos.

Táctil, al redescubrir las manos: tocando al perro, acariciándolo, sosteniendo sus patas, el niño obtiene una gran información sobre las cualidades hápticas de su compañero (información que obtenemos sobre los objetos con las manos, como la temperatura, el peso, la rugosidad, etc.).

Funciones propioceptivas: son aquellas que nos permiten conocer el estado, situación y posición de nuestro cuerpo en los niveles muscular, articular, óseo y segmentario en general.

Al colocar al niño en las diferentes posiciones caninas CTAC, lo estamos ayudando a percibir su propio cuerpo de una forma activa ya que estas percepciones varían al menor movimiento del perro, al menor desplazamiento del niño sobre el perro y,en especial, al intentar moverse sobre él para interactuar de forma activa.

Auditiva y vibratoria, ya que el perro proporciona diversos estímulos al estar sobre él: el ruido del estómago, de los intestinos, el latir del corazón. Estímulos vivos que proporcionan al niño un catálogo auditivo y vibrátil nuevo y maravilloso.

Olfativa, que se percibe en el olor particular de cada perro, característico y único; pero también por el olor del jabón o la colonia para perros o por los premios u otra comida que utilicemos en la terapia.

Finalmente, vestibular, muy suave pero no menos importante, al colocar al niño sobre el perro, sintiendo los micro-movimientos y forzando al alumno a moldearse frente a ellos, a adaptarse dentro de sus posibilidades.

Además de un despertar de sensaciones y estímulos, el perro-manta proporciona muchos más beneficios físicos, psíquicos, cognitivos y emocionales. Muchos de estos beneficios ya han sido destacados y explicados ampliamente en los anteriores libros, pero quisiera poner mi granito de arena en algunos aspectos.

La normalización del estrés respiratorio, que he podido observar en algunos de mis alumnos. Desconozco el procedimiento fisiológico que lo desencadena, pero el contacto directo sobre el perro-manta produce efectos normalizadores en el ritmo respiratorio (parecidos al efecto del método canguro de los neonatos prematuros), que persisten después de la terapia.

La fantástica ayuda en la rehabilitación física, proporcionando una normalización del tono muscular de aquellas zonas que están en contacto muy directo con el perro. Por una parte, disminuye el tono hipertónico en aquellas zonas donde el niño descansa sobre el perro o bien el perro se coloca sobre él; por otro lado, aumenta el tono especialmente del tronco y la cabeza al colocar al niño sobre el can y interactuar con él. Se logra, de una forma lúdica, una habilitación funcional de los movimientos voluntarios e involuntarios.

La empatía que se crea entre el niño y el perro, fomentada por este contacto tan íntimo entre ellos; empatía que es bidireccional y que empieza aún antes de comenzar el tratamiento, solo con estar cerca del perro adecuado.

Día, una labrador que viene a mi escuela con su técnica María, es tan protectora que cuando alguna de mis alumnas padece una crisis epiléptica no se mueve de su lado, se mantiene allí dándole calor, protegiéndola, pero sobretodo le da amor incondicional. Ella al igual que *Blasa, Ars, Cuca, Blau, Laika, Dansa, Taca...* han sido perros y perras que han estado y están cerca de mis alumnos realizando prodigios cada día, dándoles muchas motivaciones para moverse, para aprender, para crecer; ofreciéndoles ilusión, ayudándoles a superar sus limitaciones y sobretodo jugando con ellos.

Después de la entrevista con Eva, descubrí la terapia asistida con animales y empecé a trabajar una nueva técnica para mí y para mis compañeras (maestras y logopedas) que nos ha abierto un camino amplio para investigar y crear nuevas estrategias con nuestros alumnos. Estoy segura de que apenas hemos empezado y que junto a CTAC vamos a poder crecer redescubriendo nuevos caminos. Gracias, Eva.

Animo a todos los lectores de este nuevo libro a mantener una mente abierta, a pensar en todas las posibilidades que plantea, a probarlas, sea cual sea su disciplina. En él hay múltiples propuestas para complementar maravillosamente la habilitación y rehabilitación de muchos niños y niñas.

Teresa Espinosa
Fisioterapeuta EEE Pedralbes

Índice

GLOSARIO

PCC	Posición canina CTAC
AT	Animal de terapia
PM	Perro- manta
CPM	Posición del co perro-manta
PI	Profesional de la intervención
EIA	Experto en intervenciones asistidas con animales
RI	Receptor de la intervención
TIA	Técnico en intervenciones asistidas con animales
UI	Unidad de intervención

Introducción

Bienvenidos a este nuevo libro de ejercicios CTAC. En él detallaremos distintas posiciones caninas CTAC y algunos ejercicios representativos para cada una de ellas, con el fin de trabajar aspectos de la estimulación sensorial y de la recuperación funcional de las personas, mediante la profesionalidad del equipo terapéutico y la ayuda inestimable de los perros-manta.

Nuestros compañeros perrunos, adoptando determinadas posiciones, facilitarán la estimulación sensorial de los niños y de las niñas de muy corta edad afectados por una parálisis cerebral o por trastornos neurológicos; ayudarán a los adultos en los distintos aspectos de la recuperación funcional de algún miembro del cuerpo o proveerán una adecuada estimulación sensorial para las personas mayores con demencia senil avanzada.

Sin embargo, lo más destacable de estas posturas no reside únicamente en los beneficios físicos sino también en el vínculo afectivo con el animal que acompaña el trabajo realizado por el receptor de la intervención (RI) motivando y enriqueciendo su universo.

Dinámicas del equipo

Los programas de rehabilitación funcional, estimulación temprana y sensorial en los que participa un perro de terapia son programas de Terapia asistida con animales (TAA) y como tal se estructuraran y funcionaran.

En un programa de terapia asistida con animales el técnico en intervenciones asistidas con animales trabajará junto a un terapeuta de la salud para que el perro de terapia se comporte como un facilitador, un motivador o un mecanismo de apoyo para el usuario de la sesión; y de esta manera enriquecer la propia sesión de trabajo logrando trabajar en pro de los objetivos planteados de forma lúdica y relajada.

Así pues es importante conocer y establecer de antemano los roles de cada uno de los profesionales que participan en una sesión de IAA, así cómo saber qué relaciones que se establecen entre ellos para que, de esta manera, se actue e intervenga de forma correcta y profesional en todo momento.

En el siguiente diagrama, base del planteamiento del método CTAC, podemos observar las diferentes interacciones que ocurren entre los participantes de la sesión de IAA.

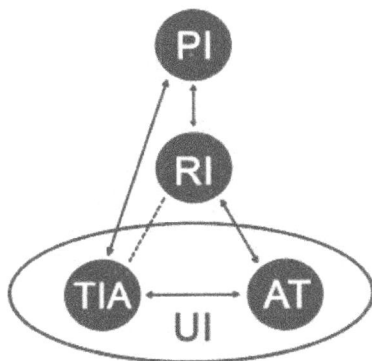

El éxito de la intervención se conseguirá en base a un trabajo profesional y a una buena coordinación entre los componentes del equipo, y para que esto ocurra hace falta establecer una buena comunicación clara y precisa. Entendiendo el proceso de comunicación de una forma global, es decir tanto la comunicación verbal, la para-verbal y la no verbal.

Descripción de los sujetos de la sesion

Las distintas figuras que participaran activamente en una sesión de terapia asistida con animales como puede ser una sesión de rehabilitación o estimulación mediante un perro manta, son:

Receptor de la intervención (RI):

Persona que mediante un profesional de las IAA interacciona con el animal de terapia, obteniendo así los beneficios de tal interacción.

Técnico en intervenciones asistidas con animales (TIA):

Profesional con una formación holística en el campo de las relaciones humanas a la vez que en el manejo y el bienestar animal cuyo objetivo es facilitar y potenciar la interacción entre el animal de terapia y el RI, siguiendo unos protocolos preestablecidos.

Experto en intervenciones asistidas con animales (EIA):

Profesional del ámbito de la salud, de la educación o de lo social formado para la aplicación de las IAA en sus programas con el fin de alcanzar unos objetivos previamente establecidos con el RI.

Animal de terapia (AT) :

Perro de terapia específicamente seleccionado y adiestrado para formar parte de las sesiones de terapia asistida con animales en las que exista un estrecho contacto físico con el RI para trabajar, junto a su profesional de referencia, distintos objetivos terapéuticos.

Unidad de intervención (UI):

Binomio formado por el perro de terapia y el TIA que intervienen en las sesiones. Equipo que se certifica para trabajar en sesiones de IAA.

Las seis dinamicas de la sesión de iaa

Dinámica entre PI y TIA

El PI y el TIA deben de establecer una comunicación fluida entre ambos tanto a nivel verbal como no verbal, dependiendo de cada momento y del tipo de sesión, para así facilitar el trabajo del RI en pro de los objetivos planteados inicialmente.

Dinámica entre PI y RI

El PI mantendrá en todo momento una comunicación directa con el RI.

Dinámica entre PI y AT

Si nos fijamos en el diagrama, no encontramos una interacción directa entre el PI y el AT, esto es así ya que la relación entre el PI y el AT siempre estará mediada por el TIA. Este asume toda la responsabilidad del animal de terapia , así pues el TIA deberá supervisar todas las relaciones directas o indirectas con el animal. Si el PI requiere de la participación "activa" del AT, está la obtendrá previa comunicación directa con el TIA y si el PI desea establecer una comunicación con el AT con fines terapéuticos o educativos, esta estará supervisada por el TIA.

En el caso que el PI a su vez ejerza el rol de TIA (porque tiene la formación de ambas figuras) la comunicación entre el RI y AT estará mediada por el propio PI.

Dinámica entre TIA y RI

Entre el TIA y el RI nos encontramos con una línea discontinua de interacción ya que el TIA en las sesiones de TAA si bien nunca deberá comunicarse a nivel terapéutico o manipular al RI puesto que este rol pertenece al profesional de referencia de la sesión; sí que podrá interactuar indirectamente con el RI como reflejo del propio AT facilitando su interacción y comunicación, "traduciendo "su lenguaje corporal, compartiendo las sensaciones y sentimientos del perro, verbalizando inquietudes y demandas, etc. Es decir el TIA se puede convertir para el RI en un reflejo de su propia interacción con el perro.

Este hecho tan particular cobra especial relevancia en las sesiones de IAA potenciando así los beneficios de la interacción humano animal.

Dinámica entre TIA y AT

Entre el TIA y el AT, que forman lo que llamamos la unidad de intervención (UI), se establece una línea de comunicación directa entre ambos, que potenciará la presencia y el rol del AT durante una sesión de IAA.

El perro de terapia es un animal específicamente seleccionado y educado para poder realizar este trabajo. Que ha superado el examen de perro de terapia en el que se le valora tanto el grado de obediencia, actitudes y habilidades del perro; como la funcionalidad de la UI: su compenetración y comunicación; así como también el grado de control y anticipación por parte del TIA para velar por el bienestar del animal.

Este grado de compenetración y comunicación entre ambos afianzará el vínculo entre ambos y de esta manera el perro de terapia se va poder sentirse seguro, tranquilo y cómodo durante las sesiones de IAA pudiendo realizar, un excelente trabajo como animal de terapia.

El TIA además de ser conocedor de las capacidades y limitaciones del animal, está profesionalmente cualificado tanto en la aplicación de una comunicación eficaz con el animal, como en el manejo y bienestar físico y psíquico del animal.

Por este motivo y para garantizar el bienestar físico y psíquico del AT, así como también una interacción segura y apropiada entre el perro y los demás componentes de la sesión es imprescindible que la comunicación con el AT, a nivel de comandos gestuales, verbales y de señales de confianza, deba realizarse siempre directamente a través de la interacción del TIA.

Dinámica entre RI y UI

Es evidente que la presencia de un perro frente a una persona puede despertar en mayor o menor grado curiosidad, interés, emociones, o actividad física. Pero cuando queramos que esta interacción este encaminada a trabajar en pro de unos objetivos terapéuticos, es necesaria la participación activa de los profesionales referentes del RI y del animal de terapia.

Nuestro objetivo para las IAA es que el perro de terapia en una sesión de IAA se convierta para el o los RI en un centro de interés, en un elemento facilitador y un elemento motivador canalizando de la sesión de la IAA.

Pero en función de las capacidades y circunstancias de cada RI, esta capacidad motivadora se verá limitada en el tiempo. La simple presencia del perro en una sesión no es garantía de que se produzca un vínculo entre ambos que facilite el trabajo terapéutico.Así pues, basándonos en el método CTAC diremos que es necesaria la intervención directa del rol del TIA, a través de la unidad de intervención, para facilitar, reforzar y mantener el vínculo entre el RI i el AT durante toda la sesión.

Resumiendo las sesiones de IAA serán exitosas para todos los componentes de una sesión de IAA siempre y cuando el AT se convierta en el elemento motivador para el RI durante toda la actividad. Y para que esto ocurra es indispensable un trabajo en equipo basado en la profesionalidad, el sentido común, el respeto y la comunicación.

Fundamentación del Perro Manta

Había una vez..., una adorable Golden Retriever llamada Laika que vivía en Can Llosses (Barcelona) y trabajaba como perra de terapia. Una tarde del año 2005, Laika y su equipo esperaban a Lucía, una hermosa niña de seis meses a la que se había diagnosticado parálisis cerebral que iba a iniciar sus primeras sesiones en Terapia Asistida con Animales. Sus padres venían llenos de esperanza y expectativas en aquellas sesiones: deseaban que su bebe pudiera relajarse y no se echara a llorar durante la sesión terapéutica, con el fin de facilitar su recuperación.

Fue así como de la mano de nuestro equipo compuesto por psicólogos, terapeutas ocupacionales, fisioterapeutas y logopedas; de nuestros técnicos en Intervenciones Asistidas con Animales y con la complicidad de nuestros perros de terapia, se inició el estudio de las posiciones caninas CTAC (PCC) y sus aplicaciones, en la estimulación sensorio-basal y la recuperación funcional del niño.

En los anteriores libros de CTAC[1] , os presentábamos al perro de terapia ejerciendo un papel activo dentro del equipo, con el fin de ser un elemento afectivo, motivador y vinculante para el usuario que recibía las intervenciones. El perro (guiado por un profesional de su equipo) se convertía en el hilo conductor de la sesión con un simple movimiento de cola, cogiendo un premio o realizando un truco y, de esta manera, facilitaba la obtención de los objetivos propuestos.

Ahora, intentad recrear la imagen de Lucía descansando plácidamente en brazos de su madre, a la espera de que los terapeutas decidieran cuál era la mejor manera de abordar su estimulación a través de las IAA. ¿Qué tipo de perro necesitaba Lucía?

Era imprescindible la participación de un perro con unas características muy especiales tanto físicas como psíquicas, que le brindara a la niña un espacio acogedor y seguro en el cual ella se sintiera reconfortada y no tuviera impetuosa necesidad de empezar a llorar. Así se facilitaría el trabajo terapéutico de estimulación basal y de recuperación funcional.

Entonces, Francesc Ristol acuñó el término perro-manta para describir aquel perro de terapia específicamente seleccionado y adiestrado para poder trabajar en los programas de estimulación sensorio-basal y recuperación funcional.

(1) Eva Domènec y Francesc Ristol. Terapia Asistida con Animales - Método CTAC, Ediciones Smiles CTAC.

Definición del perro-manta

El perro–manta es un perro de terapia que, por su temperamento y por un estrecho vínculo con el TIA (Técnico en Intervenciones Asistidas), es capaz de mantener una determinada posición durante el tiempo requerido por el TIA y así favorecer un estrecho contacto físico con el RI, que conllevará un incremento en el grado de relajación y en la estimulación sensorial que recibirá el RI durante la sesión.

Sin embargo, para que esta interacción relajante y estimulante tenga lugar de forma correcta debemos tener muy presente una serie de aspectos:

La relación de confianza en la unidad de interacción (UI)

Sabemos que parte del éxito de las IAA radica en la confianza que existe entre todos los componentes del equipo de intervención; pero en las sesiones de IAA, en las que aplicamos las posiciones caninas CTAC, existe además una relación que debemos considerar cuidadosamente para el bienestar de todos los participantes del equipo: el vínculo entre el perro de terapia y su Técnico en Intervenciones Asistidas (TIA); es decir, entre el perro y su guía.

Imaginemos una Actividad Asistida con Animales (AAA) dirigida a un grupo de personas mayores, en las que el Técnico en Intervenciones Asistidas con Animales participa junto con su perro de terapia. Los objetivos son diversos: elevar la autoestima de Luisa, una señora de setenta años recientemente viuda; estimular la memoria de Pepe y facilitar la marcha de Juan, luego de una operación de cadera.

El perro de terapia se convertirá en el centro de la atención, de los mimos, de los premios y, mediante una actividad pensada para que pueda interactuar de forma agradable con sus compañeros humanos, logrará disfrutar de la sesión y, a su vez, ayudará a lograr los objetivos inicialmente establecidos. El perro participará de forma más o menos activa, pero actuando en todo momento en el mismo plano con el TIA o con los RI. No existirá una actitud sumisa del perro hacia el ser humano en ningún momento.

Por el contrario, en una sesión de IAA con posiciones caninas, el perro deberá adoptar una determinada postura estática respecto al RI durante el tiempo requerido y considerado oportuno por el profesional de la intervención (PI).

Si bien a lo largo de este libro estudiaremos las distintas posturas caninas CTAC avaladas por los terapeutas, los técnicos y nuestro equipo veterinario, ya os adelantamos que para que el perro las pueda adoptar y mantener de forma relajada y tranquila para canalizar de forma correcta los estímulos que el RI le aporte, el animal debe tener plena confianza en el TIA.

¿Qué espera el perro-manta del TIA en una sesión de PCC? Pongámonos en el lugar del perro que adopta una postura, mostrando una actitud relajada, pero –a la vez– atento a nuevas indicaciones. Si nosotros estuviéramos en una situación similar, por ejemplo, formando parte de una torre humana o castells; resolviendo algún problema matemático o sosteniendo un objeto muy delicado en una condición inestable, no nos tranquilizaría que alguien nos hiciera caricias, tocara nuestra boca o nos hablara sin ton ni son, simplemente para sentirse relajado.

Por el contrario, agradeceríamos que la persona que está a nuestro lado nos infundiera la mayor confianza y serenidad para que percibiéramos que lo que estamos haciendo lo realizaremos estupendamente sin ninguna dificultad y, si la hubiera, que ella estará a nuestro lado para ayudarnos a solventarlo.

El perro-manta necesita esto mismo. Necesita confiar en su técnico, saber que cuenta con él y con su profesionalidad. Necesita percibir que el TIA sabe que la postura que le pide realizar es segura para él y para el RI, advertir que todo está controlado. Ha de saber que lo puede hacer sin ningún temor, pues el TIA está a su lado para procurar por su bienestar físico y psíquico.

Para ello, es importante que el TIA controle su lenguaje corporal: el perro comprende su lenguaje no verbal. Todas aquellas actitudes de nerviosismo, por ejemplo: acariciarlo repetidamente, ofrecerle premios de forma compulsiva, sujetarlo en exceso, etc., solo conseguirán que el perro dude de su postura y de su situación y, por lo tanto, que se ponga en estado de alerta (ya que percibe que el TIA está nervioso). Finalmente, en ese caso, el RI no obtendrá los beneficios de aquella posición.

En estas posturas, la confianza entre todos los miembros del equipo es fundamental. Si el profesional de la intervención (PI) duda del perro o del TIA, adoptará una actitud distante hacia tales posiciones y no logrará llegar a la compenetración entre él y el perro; entonces no aprovechará al máximo la situación.

Lo mismo ocurre si son los familiares quienes dudan de los procedimientos; si no existe un buen entendimiento entre TIA y PI o si el TIA duda de las aptitudes y cualidades de su perro como perro-manta. En estos casos, no deberíamos iniciar las PCC pues los beneficios que estas aportan son la expresión del trabajo que es fruto de la compenetración entre todos los componentes de un equipo interdisciplinar.

El carácter del perro-manta

Otra de las claves del éxito de las IAA/PCC radica en el carácter del perro. Los familiares –luego de ver una sesión con el perro-manta– suelen quedar sorprendidos cuando, al finalizar la intervención, observan atónitos cómo ese mismo perro tranquilo que acaba de estar con su hijo, en el instante en que el TIA le da la consigna de "time out", empieza a correr, brincar y olisquear entre los arbustos y se preguntan: "Pero, ¿este es el mismo perro que acaba de estar con mi niño? ¡Qué vitalidad, cuánta energía!".

Los perros-manta no son perros pasivos, sin espíritu ni ánimos; no son perros cansados ni ancianos; son sanos y alegres, juguetones y curiosos. Al iniciar las sesiones junto con el TIA saben adoptar su rol de perro que acurrucará, contendrá y soportará a su compañero de sesión manifestando una actitud tranquila, amigable, confiable y relajada.

Más de una vez, el TIA deberá escuchar el siguiente comentario, nacido de la buena predisposición para ayudar que tienen numerosos propietarios: "Yo tengo un perro que sería perfecto para hacer este trabajo... Se deja hacer de todo: mi niño se tumba encima de él y le hace mil travesuras, y no se altera en lo más mínimo".

Hemos de tener claro que una cosa es estar tranquilamente tumbado y relajado en el sofá de casa recibiendo mimos de tus hijos y otra, relajarte en el sofá de la consulta del dentista, a la espera de ser atendido, junto a otros pacientes que casi ni conoces. Está claro que experimentaremos estas dos situaciones de forma totalmente distinta. Para la mayoría de los perros, es diferente dejarse querer por los que son parte de su clan que permitir que lo manipulen –de forma más o menos brusca o cariñosa– unos angelitos que no conoce.

La manipulación física del perro-manta durante la sesión

Un perro-manta, ¿nace o se hace...? Es un perro que nace con unas características físicas y psíquicas que lo hacen apto para tal trabajo. Como todo perro de terapia, debe tener una excelente obediencia básica para saber comportarse según lo esperado en todo momento y lugar, debe estar bien socializado con el entorno (en especial con el entorno en el cual trabajará) y debe poseer un temperamento que será escrupulosamente seleccionado.

Es muy importante considerar que los perros-manta deben permitir y facilitar su manipulación física, manteniéndose relajados en todo momento, aún si la situación no les resulta familiar (por ejemplo, la sala de estimulación sensorial de un colegio o un gimnasio, con sus ruidos asociados) o la puedan percibir como amenazante (ruidos fuertes, espasmos, manipulaciones bruscas por parte del RI). El perro-manta debe tener suficiente confianza en el TIA para aceptar ser manipulado por él sin ofrecer resistencia.

El motivo es muy claro. Si el objetivo es que el perro-manta se coloque junto un RI afectado por ejemplo por una parálisis cerebral, debajo de él o sobre él, para que el PI pueda continuar trabajando, el TIA deberá procurar que el manejo del perro al lado del RI sea lo más rápido y delicado posible (rápido, para no interrumpir la sesión y delicado, para evitar asustar, importunar o rozar al RI). La mejor manera para hacerlo es manipular al perro sin necesidad de emitir varias órdenes encadenadas.

Por ejemplo: si el PI desea que el RI se tumbe al lado del perro, reposando el brazo y la pierna derechos sobre del cuerpo del perro y, por otro lado, que el perro tumbado al lado del RI repose las patas anterior y posterior izquierdas sobre el RI, podríamos hacerlo de dos maneras. La primera sería pedirle al perro que realice todos los pasos previos con comandos gestuales y verbales; la segunda, manipularlo hasta lograr tal posición.

Nuestra experiencia nos dice que para el perro-manta la segunda opción es la que ahorra mayor cantidad de energía pues como confía en su técnico, simplemente se deja llevar sin necesidad de obedecer comandos constantemente. Para el equipo, la segunda opción también resulta la más rápida y eficaz y la que interfiere menos en el trabajo del PI con el RI, haciendo que la UI se convierta simplemente en el hilo conductor de la sesión, beneficiando al RI y a su vez enriqueciendo los objetivos terapéuticos del PI.

Morfología del perro-manta

Físicamente podemos distinguir dos modalidades de trabajo en función del tamaño del perro-manta: Los perros-manta A (PMA) que son los perros corpulentos y con abundante pelaje, del tipo Golden Retriever, Bouviers de Berna, etc. y los perros-manta B (PMB) que son los perros de menor tamaño tipo: Cavaliers, Cockers Americanos, etc.

Los primeros, por sus cualidades físicas, actuarán principalmente como elementos de contención, de soporte (como cuñas vivas para el RI) y para favorecer los estímulos de propiocepción y estimulación vestibular.

Los perros-manta de menor tamaño actuarán tanto como elemento activo motivador como enriqueciendo el contacto corporal del RI en distintas partes del cuerpo; intervendrán ocupando espacios para brindar mayor confort al RI.

El bienestar del perro-manta

Por todo lo que hemos dicho hasta ahora, podemos afirmar que el trabajo de un perro-manta es duro y estresante. A simple vista, podría parecer lo contario, que es una tarea relajante y distendida. En realidad, es así como lo debemos percibir: el perro debe transmitirnos relajación, calma, seguridad. Sin embargo, los profesionales no podemos olvidar que "la procesión va por dentro", que el perro está atento y concentrado para realizar a la perfección su trabajo y para llegar al punto de dar la sensación de que, simplemente, está durmiendo.

Es por esto que, una vez finalizadas las sesiones, el perro-manta –al igual que el perro de terapia– debe tener su tiempo de recreo; volver a ser perro: olisquear, correr, jugar, cargarse de nuevo de energía para continuar siendo un perro feliz que goza de la ternura y el afecto.

Resumiendo, los perros-manta deben ser perros con unas cualidades excepcionales para así ser capaces de realizar correctamente su trabajo, pero a la vez los TIA deben esforzarse para que todo ello no les suponga un estrés que repercuta negativamente en el bienestar psíquico y físico de los perros.

El sentido común y el respeto

A estas alturas, ya sabemos –entre muchas otras cosas– cómo debe de ser un perro manta, cómo debe actuar, qué se espera de él y en qué nos puede ayudar. Pero, ¿qué espera de nosotros nuestro compañero de trabajo?

Como a todo ser vivo, debemos quererlo, cuidarlo, estimularlo, valorar el increíble regalo que día a día nos brinda su buena predisposición, recompensarlo y en todo momento, respetarlo.

Me gustaría hacer un pequeño hincapié en este último término: el respeto por el perro-manta.

Si recordamos, perro-manta es aquel perro de terapia específicamente seleccionado y adiestrado para mantener una determinada posición durante el tiempo necesario y requerido por el técnico en intervenciones asistidas con animales (TIA).

No todos los perros de terapia tiene las aptitudes para ser felices siendo perros-manta, tampoco todos los perros-manta pueden realizar todas las PCC y de todas las posiciones que se nos ocurren, solo algunas son aptas para realizarse como PCC; entonces, ¿sobre quién recaerá la responsabilidad de la integridad física y psíquica del perro-manta?

La responsabilidad del bienestar físico y psíquico del perro recae sobre la profesionalidad, el sentido común y el respeto del TIA hacia su compañero de trabajo.

Como TIA´s, actuemos con profesionalidad y precaución, valorando pros y contras de cada posición para así ayudar a enriquecer las sesiones terapéuticas mediante las IAA, a la vez que continuamos aprendiendo y mejorando nuestro rendimiento como unidad de intervención.

Como PI debemos valorar cúales son las PCC mas apropiadas para trabajar los objetivos planteados.

<u>Aspectos a tener en cuenta antes de iniciarnos en las TAA con un PM</u>

Tengamos siempre presente el balance entre coste y beneficio a la hora de iniciar las intervenciones. Los beneficios de la relación humano-animal se dan en nuestro propio hogar con los animales de compañía, en los programas de visitas de los voluntarios con sus perros, como también en las interacciones profesionales mucho más estrechas y complejas: por ejemplo, las sesiones de terapia asistida con animales y las sesiones con perros-manta, estas dos últimas siempre llevadas a cabo por profesionales formados en el ámbito de las IAA.

Así, según las necesidades de cada RI, de los objetivos planteados en cada caso y de la capacitación del equipo de trabajo, seleccionaremos el tipo de intervención que se efectuará: desde un programa de visitas por parte de un voluntario a una sesión de TAA con perro-manta realizado por un equipo profesional de IAA.

En el caso de que el equipo decida llevar a cabo un proyecto de TAA para un RI utilizando un perro-manta con el fin de trabajar objetivos terapéuticos determinados, tendrá que seguir ciertas pautas. CTAC considera estrictamente necesario cumplir los siguientes pasos antes de iniciar a un perro de terapia en la aplicación de las PCC:

• El perro debe tener en su historial profesional una amplia y positiva experiencia previa como perro de terapia.

• Tener la certeza de que estamos frente a una unidad de intervención profesional competente, sólida y confiable.

• Disponer de un examen veterinario que garantice un estado óptimo de salud del perro en general y cardiorrespiratorio en particular.

Aspectos para tener en cuenta durante las sesiones con un PM

CTAC considera estrictamente necesario realizar periódicamente las visitas de control veterinario y efectuar las vacunaciones y las desparasitaciones rutinarias (cada 4 a 6 meses) a nuestro animal de terapia.

Asimismo, frente a la más mínima indisposición física o psíquica del perro de terapia, el TIA lo retirará del programa hasta su completa recuperación y la autorización por parte del facultativo.

A la hora de iniciarnos en las PCC, el TIA deberá ejercitarse y entrenar al perro de terapia de forma lenta y progresiva, siguiendo el ritmo del perro. Comenzará la práctica desde las PCC más fáciles para el perro hacia las de mayor grado de complejidad.

Debemos tener siempre presente que frente a una PCC que permita observar en el perro la más mínima señal de desagrado (tos, estornudos, agitación u otras), lentamente y en coordinación con el EIA, desharemos la PCC y colocaremos al perro de terapia en posición de esfinge en reposo.

Posteriormente, valoraremos con nuestro veterinario de referencia la conveniencia de continuar realizando ese grupo de PCC con nuestro perro antes de continuar trabajando.

No debemos aplicar las PCC en decúbito supino (PCC números 9, 14, 19, 28 y 37) a no ser que tengamos la certeza de que nuestro perro-manta se siente cómodo en ellas y es apto para realizarlas junto al TIA.

De esta manera, cuando el TIA sugiera o aplique una PCC junto al EIA, estará seguro de que el perro-manta la ha aprendido, asimilado y se siente conforme y relajado al adoptarla.

Resumiendo: un TIA siempre tiene que velar por el bienestar del perro.

Por ese motivo, deberá:

- formarse correctamente como profesional,
- saber seleccionar el PM más adecuado para cada sesión,
- garantizar un seguimiento veterinario escrupuloso,
- proponer sesiones de terapia adecuadas para las capacidades de su animal en función de los objetivos propuestos por el profesional,
- facilitar la interacción durante la sesión
- y velar en todo momento por el bienestar del animal; aunque esto signifique interrumpir una sesión si lo considera oportuno.

Posiciones del Perro Manta

Este libro describe básicamente las distintas maneras en las que podemos situar al perro de terapia en el espacio, en relación con la posición que ocupa el usuario o paciente.

Por este motivo, antes de empezar a nombrar y a analizar las distintas posiciones caninas CTAC, vamos a describir las principales zonas o áreas representativas que encontraremos sobre el cuerpo del perro, en función de su colocación.

PM de pie o en cuadripedia

Diremos que el perro se encuentra de pie cuando sustenta su cuerpo sobre las cuatro patas apoyadas sobre una superficie.

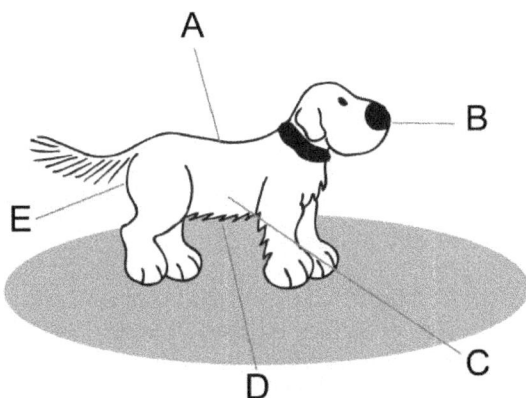

- A: La zona dorsal que abarca la superficie horizontal superior, lomo del perro.
- B: La zona cefálica, situada en la parte anterior (cabeza).
- C: Las zonas laterales ubicadas a ambos lados entre la zona dorsal y la zona ventral del perro.
- D: La zonal ventral que abarca la superficie comprendida entre las patas anteriores y posteriores del perro (vientre).
- E: La zona caudal, situada en la parte posterior o cuarto traseros del perro.

PM tumbado o de lado

Diremos que el perro está tumbado o de lado cuando está acostado sobre uno de los flancos (el espacio comprendido entre la última costilla y la cadera del perro) y sobre el costado torácico y craneal del mismo lado, dejando libres sus patas anteriores y posteriores.

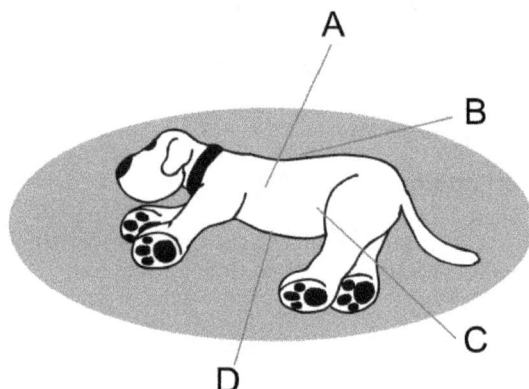

En este caso podremos distinguir las siguientes zonas:

- A: La zona torácica o el espacio correspondiente a la parrilla costal del perro, la superficie convexa y dura que se encuentra delimitada por la zona axilar y la última costilla del perro.
- B: La zona dorsal, espacio delimitado entre la cruz (parte más alta del lomo de algunos animales, donde se cruzan los huesos de las extremidades anteriores con el espinazo) y la grupa de perro (parte posterior y superior de los cuartos traseros siguiendo la columna vertebral; es decir la línea dorso-lumbar.
- C: La zona abdominal, espacio correspondiente a la cavidad abdominal del perro, la zona cóncava y relativamente blanda que se encuentra delimitada por la última costilla y la zona inguinal y las patas posteriores del perro.
- D: La zona ventral, espacio comprendido entre las patas anteriores y posteriores del perro.

PM echado en reposo

Diremos que se encuentra en posición de echado, cuando el eje longitudinal se rompe en la parte posterior, de forma tal que la cadera del perro reposa en el suelo y las patas posteriores descansan de lado.

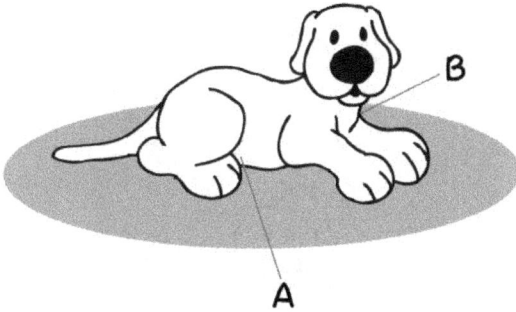

En este caso distinguiremos las siguientes zonas:

- A: La zona lateral interna, espacio contenido entre las patas del perro.
- B: La zona lateral externa, espacio que corresponde al lado opuesto a la zona lateral interna.

PM echado en esfinge

Diremos que adopta la posición de esfinge cuando la cabeza y la grupa del perro quedan alineadas con respecto a un eje longitudinal, al igual que las cuatro patas que, además, sostienen sobre los codos el peso del cuerpo del perro.

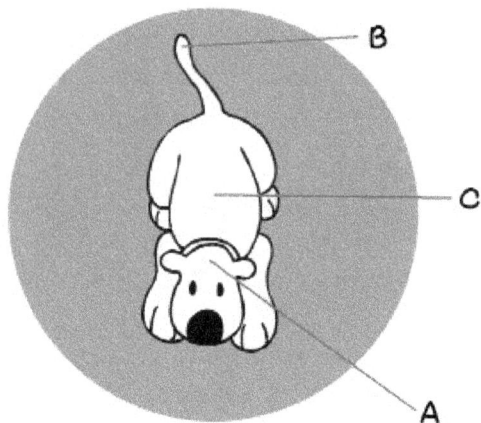

En este caso diferenciaremos:

- A: La zona cefálica, alrededor de la cabeza del perro.
- B: La zona caudal, alrededor de los cuartos traseros del perro.
- C: La zona dorsal, espacio que corresponde a la línea dorso-lumbar del perro.

PM en decúbito supino o boca arriba

Diremos que adopta la posición de decúbito supino cuando el peso del cuerpo del perro reposa sobre el lomo, a la vez que la cabeza y la grupa del perro están alineadas con respecto a un eje longitudinal; quedando así las cuatro patas libres y relajadas.

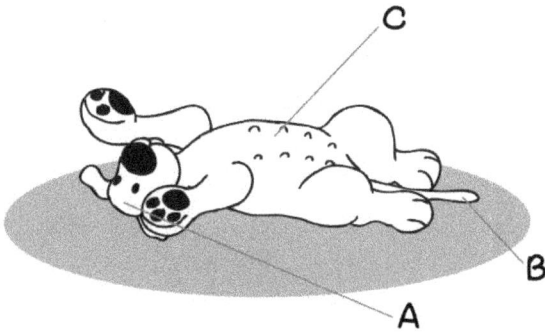

En este caso diferenciaremos:

- A: La zona cefálica, alrededor de la cabeza del perro.
- B: La zona caudal, alrededor de los cuartos traseros del perro.
- C: La zona ventral, espacio correspondiente a la cavidad torácica y a la cavidad abdominal del perro.

Fundamentación de las PCC: Posiciones Caninas CTAC

Tal como acabamos de describir básicamente en el capítulo anterior, las posiciones que puede adoptar un perro en el espacio de forma natural son cinco:

I)   cuadrupedia o de pie;
II) posición de tumbado o de lado;
III) echado en reposo;
IV) echado en posición de esfinge;
V)   posición decúbito supino o boca arriba.

Por sí sola, cada una de estas posiciones no comporta ninguna dificultad para el perro, pero la complejidad aparece si éste debe mantenerlas (a pesar de los estímulos externos más o menos intensos) de forma estable y durante el tiempo requerido por el TIA.

De estas variables depende que se pueda considerar que un perro de terapia está trabajando como perro-manta.

Para cada una de las distintas posiciones caninas CTAC (PCC), enumeraremos la colocación exacta del perro respecto al usuario, remarcando "del perro respecto al usuario"; es decir, en las PCC no se plantea que el RI se acople al perro sino que el perro sea quien se adapte a la posición del usuario, a las necesidades del RI y a las del profesional de la terapia (PI).

Cada PCC facilita la ejecución de uno o varios ejercicios terapéuticos encaminados a trabajar en pro del objetivo inicialmente planteado.

En el momento en que el TIA propone una PCC al PI, debe de estar seguro que las capacidades de su PM garantizaran el éxito de dicha PCC; una sesión de TAA con un perro-manta no puede ser nunca una sesión de entrenamiento para el perro.

Cómo le enseño a mi perro todas y cada una de las PCC

Si tenéis la suerte de que un perro con unas características físicas y psíquicas determinadas llegue a vuestra vida, si os hace sospechar que podría ser un buen perro-manta, abrid bien los ojos pues éste podrá llenar de alegría a niños y gente mayor en sus sesiones terapéuticas mediante las IAA.

Sin embargo, no es tan sencillo como haber hallado a ese perro, aunque sea lo primero y fundamental. Este deberá ser un perro de terapia con las aptitudes y actitudes esperadas de uno de ellos, deberá tener a su lado un buen equipo terapéutico con el cual poder intervenir y sobre todo deberá tener un buen técnico en terapia asistida que vele por su bienestar físico y psíquico y que lo sepa guiar y manipular durante la sesión.

Se empezará, pues, con la elección del cachorro o perro adulto, con su formación en obediencia básica y su examinación como perro de terapia.

A partir de ese momento, se iniciará un proceso lento y progresivo en los aprendizajes de las PCC tanto por parte del perro como del TIA. Ante todo, y con el fin que el perro pueda progresar, el TIA deberá sentirse seguro de sí mismo y de su perro para así transmitir esta seguridad en el manejo del perro.

Uno de los errores más frecuentes de los TIA principiantes es pensar que el perro de terapia mantendrá una determinada postura mediante reforzadores inmediatos: "ayudaré a mi perro a que aguante en esta posición colocándole un premio en el hocico".

Este pensamiento es erróneo por dos motivos:

• En primer lugar, el perro NO debe aguantar en una postura determinada, sino que debe mantenerse relajado y atento simplemente porque el TIA así se lo indica y le da la confianza necesaria para hacerlo.

• Por otro lado, si suponemos que nuestro perro se mantendrá relajado y quieto con un trozo de comida en su hocico imaginémonos a nosotros mismos en esa misma situación. Si bien con control, educación y obediencia nos mantendríamos estáticos, nuestro cuerpo responderá con agitación y nerviosismo. Esto es lo que le ocurre a nuestro perro: se mantiene quieto, pero está pendiente del premio y no adopta la actitud relajada tan necesaria para que el RI se beneficie de la interacción.

Es decir, a no ser que formen parte del ejercicio terapéutico, durante la PCC el TIA no le entregará premios reforzadores al perro-manta. La formación de un perro-manta se realizará de forma paulatina y en la medida en que se incrementa la confianza entre el TIA y su perro-manta; esto requiere de tiempo y destreza.

Empezaremos por aquellas PCC de menor complejidad para el perro y para el TIA y sucesivamente iremos aumentando el tiempo de permanencia y el grado de dificultad, reforzando siempre la conducta del perro al finalizar correctamente la PCC.

Fundamentación de la posición del TIA respecto al PM (CPM)

Finalmente, antes de entrar en el fabuloso mundo de las PCC, deberíamos explicar de qué manera se debería situar el TIA respecto al PM cuando éste se encuentra en posición de tumbado; a la vez que enumerar las consignas que debería seguir el TIA para dar apoyo físico y anímico a su compañero durante las PCC.

Recordemos que el rol del TIA durante la sesión es facilitar la interacción del PM con el RI en función de los requerimientos del PI y, además, velar por el bienestar físico y psíquico del perro antes, durante y después de la sesión.

Para ello el TIA deberá aconsejar al PI aquellas PCC que sean las más adecuadas para alcanzar los objetivos terapéuticos que le propone el PI para cada RI (o trabajar en pos de ellos); plantearlas y supervisarlas para que en ningún momento molesten o dañen al perro-manta.

Ello requiere que el TIA tenga bien presente todo el abanico de PCC, conozca bien a su perro, tenga un buen criterio y comprenda con claridad en todo momento que para que una PCC sea exitosa para el RI, el PM la debe de poder realizar con comodidad, con seguridad y con respeto. De no ser así, se pueden producir dos posibles situaciones indeseadas a corto y largo plazo respectivamente: que durante esta interacción el perro no mantenga la postura, o bien que a pesar de no estar bien ubicado el perro la "aguante", lo que repercutirá en su futuro como perro-manta pues habrá vivido una experiencia estresante y negativa.

Por lo tanto, si tenemos el perro adecuado, si planteamos bien la PCC más conveniente para un determinado ejercicio u objetivo, cuando se inicie la PCC, el TIA únicamente deberá velar por el bienestar de su animal y la interacción del perro con el RI, bajo la demanda del PI.

Para ello el I TIA debe de estar cerca del perro para darle soporte físico, manipularlo con destreza y de forma ágil; y, finalmente, percibir su estado anímico y brindarle, a través del contacto firme, confianza en la situación.

Para cada PCC describiremos la posición que debería ocupar el TIA; pero, por la importancia que tiene en las PCC, vamos a exponer detalladamente la posición del coperro-manta (CPM).

La posición del CPM es la posición física que adopta el TIA respecto de su compañero cuando éste ocupa la posición de tumbado en una PCC.

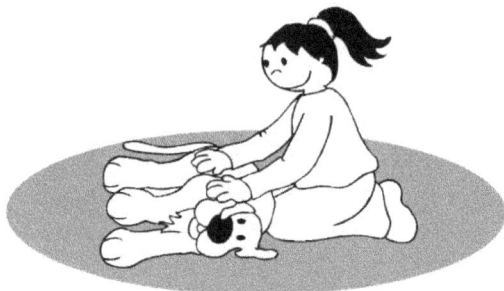

Para realizarla, el TIA deberá seguir los siguientes pasos una vez que el perro-manta se encuentre en posición de tumbado y antes de que el RI se acomode sobre el cuerpo del perro.

1- Arrodillarse

El TIA se arrodillará detrás del lomo del perro, situándose en cuclillas sobre la misma superficie en la que se encuentre tumbado el perro (colchoneta, suelo, mesa, etc.).

Apoyará sus glúteos sobre sus pantorrillas con la ayuda de alguna protección o soporte para que esta posición no perjudique sus articulaciones. Si bien esta operación es opcional, es muy aconsejable para el bienestar de los TIA.

Esta posición permitirá al TIA poder movilizar el tronco y los miembros superiores en cualquier momento, sin modificar el punto de apoyo dorsal del perro. A la vez, se contrarrestan entre sí la fuerza que ejerce el RI tumbado sobre el cuerpo del perro con la que ejercen las rodillas del TIA en el perro. Esto resultará positivo para el animal, que no deberá tensar su musculatura dorsal para equilibrar la fuerza que el RI ejerza sobre él.

2- Colocación del pelaje del perro

Con ambas manos a la vez, manipulará suavemente el pelaje y el cuerpo del perro tirándolo con delicadeza hacia arriba y hacia delante para introducir las rodillas en el hueco vertebral (espacio existente entre la columna vertebral del perro y el suelo) y a continuación dejará caer el pelaje del perro sobre sus rodillas. Esta maniobra es muy importante pues de esta manera las rodillas del TIA no presionarán sobre la columna vertebral del perro y se evitará dañarle.

3- Colocación de las manos del TIA

Posteriormente, colocará ambas manos sobre el pelaje del perro ya que ellas actuarán:

- Como forma de comunicación entre el TIA y el perro. Mediante un contacto superficial, constante, seguro y firme, el perro se sentirá relajado y confiado por la presencia del TIA.

- Como prevención. Ante cualquier contratiempo, tanto por parte del perro-manta (por ejemplo, que quiera levantar una de sus extremidades) o del usuario (un aumento de la presión sobre el cuerpo del perro producido por un espasmo), el TIA tendrá las manos sobre el lomo e intervendrá rápidamente: en los ejemplos, bajándole la pata al perro o colocando las manos debajo de la cabeza del RI, conteniendo el espasmo para que no impacte directamente sobre el perro.

- Como facilitador. Las manos del TIA deben estar listas para manipular el cuerpo del perro, en función de la demanda del PI, para favorecer la interacción entre aquel y el RI. Por ejemplo, movilizando la cabeza del perro, la cola o las patas.

4- Facilitar o guiar la aproximación

El TIA esperará o guiará al PI o al RI en el acercamiento hacia el perro.

Resumiendo, si el TIA ocupa la posición del CPM podrá:

- Brindar al perro un soporte físico que contrarreste la fuerza que ejercerá el RI al estar tumbado sobre el animal. El perro podrá relajarse, sin tener que tensar la musculatura para mantener la posición. Esto se logrará permitiendo que el lomo del perro descanse sobre las rodillas del TIA. Decimos 'sobre', puesto que las rótulas del TIA no deberán impactar sobre la columna vertebral del perro sino que deberán ubicarse en el hueco existente entre la columna y el suelo (hueco vertebral).

- Supervisar el bienestar del perro y aportarle la confianza necesaria para afrontar la PCC. El TIA colocará ambas manos de forma estable y firme sobre el cuerpo del perro a la altura de las articulaciones escapular y pélvica. Es importante que el TIA no transmita su nerviosismo o inseguridad al perro, acariciándolo de forma repetitiva en un mismo lugar. El perro está allí para relajar al RI, no al TIA.

• Manipular las distintas partes del cuerpo del perro, por ejemplo, la cola, la cabeza o las patas. Esto será posible puesto que la posición en la que se encuentra el TIA le permitiría –si hiciera falta– levantarse y manipular al perro tranquilamente, sin que por ello las rodillas dejen de estar en la posición inicial (en el hueco vertebral).

• Proporcionar los estímulos sensoriales o vibratorios que estimulen al RI mediante la interacción con el cuerpo del perro.

• Tener en todo momento una visión general de la situación y de los posibles requerimientos del PI o del RI.

Posiciones Caninas
CTAC
PCC

Capítulo 1

PCC con el usuario en bipedestación

Si el receptor de la intervención (RI) o usuario con el que vamos a trabajar se encuentra de pie, ya sea para trabajar el proceso de sustentación o en pro de una mayor estabilidad en la marcha, podremos colocar al perro-manta en cuadrupedia en las siguientes posiciones con respecto al RI para trabajar distintos objetivos terapéuticos:

PCC. 1- PM alineado a distancia del RI
PCC. 2- PM perpendicular a distancia del RI
PCC. 3- PM paralelo a distancia del RI

Beneficios de esta posición

- Facilita la marcha
- Estimula el equilibrio
- Aumenta la autonomía personal
- Incrementa la autoestima de la persona

PCC.1
PM alineado a distancia del RI

Descripción de la PCC

En esta posición canina CTAC (PCC) el perro se colocará en el mismo sentido de la marcha del RI, alineado con él y manteniendo una distancia constante entre ambos a través de un anclaje umbilical.

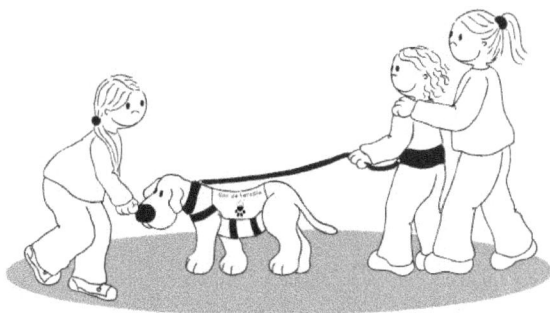

Objetivo de la PCC

El objetivo es facilitar la marcha del RI que acompañará al perro a aquel lugar que supuestamente tanto le agrada y lo haga con la mayor autonomía posible. El usuario, motivado por llevar al perro a pasear, se esmerará al máximo y facilitará el trabajo terapéutico del PI.

Ubicación y funciones del equipo

Posición y función del perro

El perro de terapia ejerce las funciones de perro-manta (PM) pues debe permanecer en la posición de tracción el tiempo necesario y requerido por el terapeuta, a la espera de que el RI realice el movimiento de avance en la marcha.

Para ello, el PM se situará frente al RI a una distancia lo suficientemente larga como para que sus cuartos traseros no obstaculicen la marcha del usuario, pero lo suficientemente corta como para que el usuario pueda tener un contacto visual con el animal.

45

El PM estará unido al RI por una correa de anclaje sujeta a un arnés (para evitar que se dañe el cuello) que se mantendrá en constante tensión por la tracción que realizará el perro sobre ella, tanto si está en movimiento como si se encuentra parado y quieto.

Para esta posición se necesita un perro corpulento y de una altura tal que el ángulo de anclaje entre el perro y el RI no supere los cuarenta y cinco grados.

Posición y función del TIA

El TIA se situará frente al perro y en el sentido contrario al de la marcha, con el objetivo de controlar la velocidad de desplazamiento del perro en función de los requerimientos del profesional de la intervención (PI).

Es muy importante que el TIA controle la velocidad de desplazamiento del PM pues esto repercutirá directamente en la tracción que la correa de anclaje ejerza sobre el usuario. Para ello, es imprescindible que a la vez que supervisa al perro, el TIA se mantenga alerta a todas las indicaciones del PI.

El TIA deberá controlar la tracción y la velocidad en el desplazamiento del perro, pero ante cualquier contratiempo siempre puede intervenir y tomar la correa de anclaje a veinte centímetros del arnés del perro para ejercer él mismo esa tensión, a la vez que continúa controlando el desplazamiento del perro.

La voz del TIA se convierte durante el paseo en un estímulo auditivo muy importante para que el RI prosiga con la dura tarea de la marcha. El TIA pondrá voz a los sentimientos y sensaciones del perro: "¡Qué contenta está Cuca de pasear contigo, mira como mueve el rabo!"; "María, tengo muchas ganas de llegar al parque y columpiarme contigo, ¡qué bien que me acompañes!", etc.

Posición y función del PI

El PI, normalmente un fisioterapeuta o un terapeuta ocupacional, se mantendrá al lado del RI. Controlará su desplazamiento y facilitará una correcta posición corporal evitando que el RI realice una hiperextensión y propiciará la rotación adecuada de las cinturas escapular y pélvica para conseguir una marcha fisiológica y funcional.

Será el encargado de colocar al usuario el cinturón de anclaje umbilical y aprobar su uso. Es muy importante buscar la posición de anclaje más adecuada para cada RI según el tono, la autonomía y el control de su propia postura. Posteriormente, indicará al TIA, en función de las necesidades del RI, el grado de tracción que deberá ejercer el perro sobre la correa y la velocidad de la marcha. Más tarde, sacará el cinturón al RI para iniciar una nueva actividad.

Posicionamiento del RI

El RI se situará detrás del perro y quedará unido a él mediante un cinturón de anclaje umbilical formado por una correa de anclaje que se extenderá desde el arnés del perro-manta a la zona umbilical del RI.

El cinturón de anclaje umbilical debe estar bien acolchado para que la tracción del perro no resulte negativa para el usuario, sino que este se beneficie de la fuerza de tracción para avanzar en la marcha y a diferencia del cinturón de anclaje para niños con autismo la argolla de anclaje no se encuentra en el lateral del cinturón del RI (como en el cinturón para personas con autismo), sino que está en su línea media a la altura del ombligo, para que la tracción de avance del perro incida sobre el punto de gravedad de la persona y así se facilite la marcha.

Es importante que el RI mantenga la vista al frente, mirando lo más lejos posible con el fin de facilitar el equilibrio y, por lo tanto, la marcha. En este sentido, la distancia a la que se sitúe el perro es importante, pues estimularemos al RI a que durante el transcurso del paseo mire a lo lejos, mire la cabeza del perro o mire al TIA, mientras este le habla con la voz del perro.

En esta postura, que el RI tiene ambas manos libres, no se le pide que esté pendiente de la prensión de la correa, simplemente que inicie y continúe la marcha.

Preparación de la PCC Alineado Anterior:

El PI colocará el cinturón de anclaje al RI mientras el TIA ubicará al perro de pie y en posición de 'quieto' a la distancia pactada con el PI. A continuación, el PI y el TIA anclarán la correa al cinturón del usuario y al arnés del perro, respectivamente.

Inicio de la actividad:

Una vez que el PI imparta la orden de avanzar, el TIA facilitará el desplazamiento lento y controlado del perro en el sentido de la marcha, a la espera de que el RI dé el primer paso. A medida que los pasos del RI se vayan sucediendo, el perro continuará la marcha a la velocidad previamente pactada con el PI.

En el momento en que el RI la interrumpa, el perro se detendrá y procederá a ejercer una tracción controlada cuando se le requiera, para así favorecer la deambulación del RI.

Si el PI desea interrumpir el movimiento del RI, el TIA detendrá al perro, tanto el movimiento de avance como el de la tracción, con la ayuda de una consigna verbal o sin ella ("Mira, Cuca se ha cansado y se ha detenido" o "¡Ay, que Cuca se ha parado!"). Asimismo, antes de reanudar la marcha, también existe la opción de que el TIA ofrezca una ayuda verbal al RI o que simplemente proceda a impartir el movimiento al perro.

El TIA, que caminará de espaldas a la dirección de la marcha, estará pendiente en todo momento del PI, del perro, de la correa de anclaje y del RI y podrá amenizar la marcha con comentarios respecto a los sentimientos y sensaciones que el perro experimenta con el RI, siempre y cuando el PI le sugiera hacerlo.

Procuraremos que el RI mire siempre al frente, ya sea porque el TIA le está contando cosas del perro, porque mira al perro o porque debe ubicar lugares o resolver consignas en el camino.

Ejercicios prácticos

Para los miembros inferiores

VAMOS AL PARQUE:

Toda actividad que le propongamos al RI debe tener un sentido y un significado. Podemos proponer que el RI acompañe al perro a hacer sus necesidades al jardín o que lo lleve al parque a jugar. El vínculo existente entre el RI y el perro favorecerá que el usuario acceda a ello con una alta motivación. Por esta razón, debemos asegurarnos que al llegar a nuestro destino, el perro realice lo que le hemos propuesto al RI: un pipí a la orden o lanzarse por el tobogán.

LA MARCHA DEL BARCO:

Con el fin de facilitar la marcha y el cambio de peso de una extremidad a la otra, el perro avanzará suavemente realizando un pequeño zigzag. Permanecerá quieto y en tracción hasta que el RI repose su peso en el miembro inferior que se corresponde con el lado del desplazamiento del perro.

Para la estimulación cognitiva o sensorial

BUSCAR LOS PREMIOS

Ya sabemos que dar de comer al perro es una de las actividades que a los RI les agrada más. Una forma de favorecer que el RI mire al frente mientras camina es estimularlo para obtener premios para el perro. Cada vez que el RI mire el premio que el TIA tiene en la mano –que ubicará a distintas alturas–, el TIA lo dejará caer en un cazo provocando así un ruido. Al finalizar el camino, el RI se sentará al lado del perro y le entregará los premios recolectados.

Si el PI desea interrumpir la marcha y reiniciarla nuevamente, cada vez que el RI localice un premio, el equipo de detendrá, el perro se sentará frente al RI y este le dará el premio. Luego, se reanudará la marcha. Posteriormente, se podrá complicar la actividad colocando premios (solos o identificados con pinzas de colores) en distintos lugares del paseo para que el RI los encuentre a medida que va caminando.

ADIVINA ADÓNDE TE LLEVO.

El usuario guiará al perro a su destino. Previamente, pactará con su PI la ruta que recorrerá con el perro. A continuación, el RI le indicará al perro hacia donde debe ir y este obedecerá desplazándose lentamente y en tracción hacia la dirección que el RI le haya indicado.

SIGAMOS EL RITMO.

Mediante consignas verbales previamente pactadas con el PI, el TIA cambiará el ritmo de los desplazamientos: lento, rápido, muy rápido… y permitirá la acomodación del RI a los diferentes tipos de marchas.

PRUEBA DE OBSTACULOS:

Colocando diversos obstáculos que el perro y el RI puedan sortear con facilidad, se creará un circuito que ayudará al usuario a mejorar su equilibrio

Para los miembros superiores

No enumeraremos ejercicios para los miembros superiores en esta posición con anclaje, ya que el principal objetivo del esta postura es favorecer la marcha del RI. Si se realizan ejercicios de miembros superiores al mismo tiempo que se ejercita la marcha, se lentificará el proceso de aprendizaje.

Cabeza y tronco

En la PCC con anclaje, el tronco del RI se mantiene erguido por la fuerza de tracción que el perro ejerce sobre el cinturón a través de la argolla de anclaje. Es por esta razón que es de suma importancia el trabajo en equipo y la supervisión constante del RI por parte del PI, quien deberá controlar la posición adecuada del tronco evitando lateralizaciones o movimientos exagerados de compensación.

SAQUITOS SOBRE EL CUERPO:

El RI encontrará por el camino –o situados a distintas alturas– saquitos de distinto peso rellenos con arena. El TIA, por indicación del RI, los recogerá y el PI los colocará sobre el lomo del perro o sobre la cabeza o los hombros del RI. Al llegar a la meta, todos los sacos que continúen sobre los cuerpos se intercambiarán por premios y estos, por habilidades perrunas.

PCC.2
PM perpendicular a distancia del RI

Descripción de la PCC

Para realizar esta postura, colocaremos al perro en posición de pie y perpendicular al RI. A un costado del PM, se situará el TIA, que lo sostendrá, y del otro lado se ubicarán el RI y el PI. Lo óptimo es que la altura a la cruz del perro coincida con la altura de la cintura del RI para que éste se pueda apoyar sobre el lomo del PM a modo de soporte.

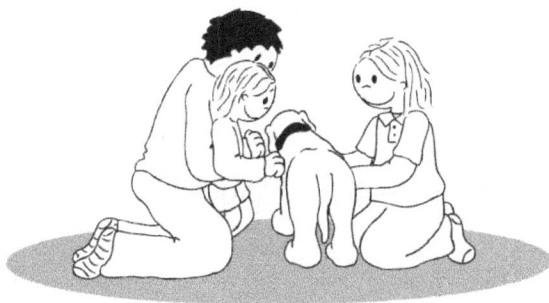

Objetivo de la PCC

El objetivo es que el RI, motivado por la presencia del perro, se incorpore y se mantenga en la posición de bipedestación el tiempo requerido por el PI a la vez que el perro de terapia lo sostiene y le brinda su soporte.

Ubicación y funciones del equipo

Posición y función del perro

El perro se mantendrá en cuadrupedia y colocado de forma perpendicular al RI. Su posición debe ser firme a la vez que relajada; es decir, el cuerpo debe mantenerse erguido pero sin oponer resistencia a la manipulación por parte del TIA.

El perro deberá sostenerse impasible, sin ceder ni sacudirse ante el contacto profundo e inestable del RI durante el ejercicio. Para ello, dispondrá de la ayuda incondicional del TIA, que lo sostendrá.

Posición y función del TIA

El TIA se colocará perpendicular al perro y adoptará una posición estable y confortable en la cual se pueda mantener el tiempo necesario, sin necesidad de moverse ni resituarse y que, a su vez, le permita sostener y manipular al perro.

El TIA arrodillado perpendicularmente al PM, dirigirá un brazo hacia la zona caudal del perro y el otro hacia la zona cefálica. Ubicará las palmas de las manos sobre el abdomen y debajo de la mandíbula del perro respectivamente, contrarrestando con una fuerza igual pero en dirección contraria la fuerza que imprima el RI sobre el perro.El TIA –en función de las indicaciones del PI– ayudará al perro a mantenerse quieto o le imprimirá pequeños movimientos basculantes en las cuatro direcciones del espacio para que el RI contrarreste estos movimientos.El TIA podrá describirle al RI las distintas partes y las texturas del perro con la finalidad de distraerlo, mientras aquel mantiene una determinada posición, controlado y dirigido en todo momento por el PI.

Posición y función del PI

El PI se ocupará del RI, situándose en el lugar más apropiado según el caso (preferentemente realizando una presa a nivel pélvico para facilitar el reparto de cargas adecuado). En caso necesario también le mantendrá el tronco para evitar que el niño descargue su peso sobre el perro. Favorecerá que el RI coloque sus manos sobre el lomo del perro y que obtenga la confianza necesaria para mantener la bipedestación, fruto del vínculo con el animal; o bien, para emprender o iniciar la marcha lateral.En este último caso, el PI marcará la velocidad o interrupción de la marcha en función de las capacidades y objetivos del RI. Transmitirá esta información de forma verbal o no verbal al TIA para que éste manipule al perro para ajustar sus movimientos a las necesidades terapéuticas.

Posición del RI

Se situará perpendicularmente al perro y con las manos sobre el lomo.

Ejercicios prácticos

La finalidad de todos los ejercicios es que RI mejore su bipedestación y se afiance en su deambulación lateral y adquiera soltura y autoconfianza. Para ello le propondremos una serie de ejercicios junto al perro para motivarlo.

Para los miembros inferiores

A BAÑARTE:

Situaremos al perro en posición perpendicular al RI, quien estará sentado sobre una pequeña tarima de madera con los miembros inferiores bien apoyados en el suelo. Si es necesario, se le colocarán férulas para ayudarlo a sostener la postura.

El objetivo del juego es que el RI se incorpore tomándose del lomo del perro, recoja la espuma que estará esparcida por el lado opuesta del lomo del perro y se mantenga de pie mientras que lo baña, sostenido en mayor o menor medida por el PI. Durante este ejercicio, el TIA sostendrá al perro por el abdomen y debajo de la cabeza para evitar que ceda o que se mueva.

CAMINEMOS JUNTOS:

Con el PM situado perpendicularmente al RI (PCC 1.3), marcaremos un pequeño camino por la sala (con cinta adhesiva de colores) y cada cierto espacio colocaremos un premio en el suelo. El RI, ayudado por el PI, deberá caminar de lado junto al perro y, apoyado en él, agacharse para recoger el premio.

Para la estimulación cognitiva o sensorial

LA SECUENCIA DE LA COMIDA:

Antes de iniciar la sesión, el RI ordenará unas láminas que representan la secuencia del acto de dar de comer el perro, con ayuda del PI o sin ella (por ejemplo: tomar el plato, llenar el plato con bolitas de alimento, darle el plato al perro, el perro comiendo).

A continuación, el RI realizará junto al perro la misma secuencia mientras recorre la sala realizando marcha lateral, para que al terminar el perro pueda comer de un plato.

UN ARNÉS DE COLORES:

En el arnés del perro, colocaremos trocitos de velcro y le indicaremos al RI que en cada uno de esos trocitos deberemos sujetar lunares de paño de colores que se encuentran repartidos por el suelo de la sala. Todo el equipo se desplazará por la sala en busca de los distintos lunares para decorar el chaleco del perro. Cada vez que el RI encuentre uno, se detendrá y, en la medida de lo posible, se agachará para recogerlo y colocarlo sobre el chaleco del perro.

PARTES DEL CUERPO

El RI se sujetará al cuerpo del perro en perpendicular. Le mostraremos unas imágenes de diversas zonas del cuerpo del perro. El RI las deberá tocar con la ayuda del PI y del TIA que moverá suavemente el pelaje de la zona indicada.

Para los miembros superiores

MIGAS DE PAN:

Le ofreceremos al RI un trozo de pan más o menos duro y –frente la atenta mirada del perro– deberá romperlo en trocitos más pequeños. Luego, con la ayuda del perro, recorrerá el aula repartiendo las migas de pan por el suelo o depositándolas a distintas alturas (sobre un banco, sobre una mesa, etc.). Finalmente, el RI soltará al perro y este, con las ayudas gestuales del RI comerá las migajas de una en una.

NOS DISFRAZAMOS:

Con el RI de pie al lado del perro, le ofreceremos distintas telas, diademas, sombreros, etc. para disfrazar al animal. El RI deberá tomarlas del suelo o desde un banco cercano y, dejando de sujetarse con una mano, adornar al perro con ayuda del TIA y el PI.

Cabeza y tronco

HABILIDADES COLGADAS:

Colgaremos de las paredes del salón algunas láminas con figuras de distintas habilidades caninas. El ejercicio consiste en que el TIA enumere una secuencia de habilidades: "siéntate-pata-échate". A continuación, el RI deberá buscar con la mirada dichas láminas por la sala y, posteriormente, con la ayuda del perro, ir a buscarlas en el orden correcto para que pueda realizar las habilidades para él.

PCC.3
PM paralelo y a distancia del RI

Descripción de la PCC

Para esta postura, colocaremos al perro de pie, paralelo al RI y en posición de 'junto'.. Lo óptimo es que la altura del lomo del perro se corresponda con la altura de la cintura del RI para que éste se pueda apoyar sobre el lomo a modo de bastón, sin necesidad de desviar la columna. En el caso de que el RI sea más alto, no se apoyará directamente sobre el lomo del perro, sino que tomará la tira del arnés del perro con la tranquilidad de que, ante cualquier contratiempo, el perro estará allí para darle un soporte físico.

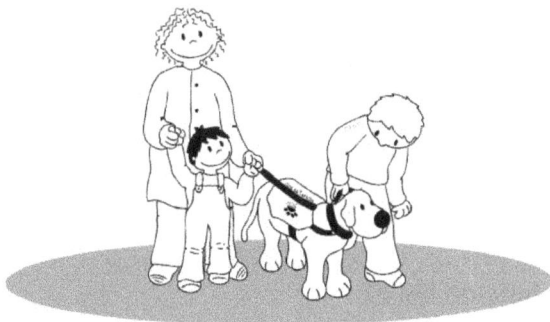

Objetivo de la PCC

El objetivo es que el RI adquiera confianza en su propia marcha y se puedan ir retirando las ayudas (la mano del PI, el lomo del perro) hasta que finalmente él solo pueda llevar al perro a pasear tomándolo por la tira del arnés.

Ante cualquier contratiempo, si necesitara una ayuda, su amigo perruno y el PI estarán allí para sostenerlo.

Ubicación y funciones del equipo

Posición y función del perro

El perro se mantendrá en posición de 'junto', al lado del RI desplazándose a la velocidad que marque el TIA. Deberá sostenerse sin ceder ni sacudirse ante el contacto profundo e inestable del RI durante la marcha. Y cuando la marcha se interrumpa, el perro deberá mantenerse erguido y estable ante la presión del RI, brindándole seguridad en todo momento.

Posición y función del TIA

El TIA le colocará al perro un arnés dotado de una tira de agarre y lo situará al lado del RI para que éste lo invite a dar una vuelta por la sala o a realizar alguna otra actividad.

A continuación, el TIA se colocará del lado opuesto del perro, atento a las indicaciones del PI para marcar la velocidad apropiada al perro o favorecer que este se mantenga en posición de 'quieto', mientras el RI recupera la estabilidad o la confianza en la marcha.

Asimismo, el TIA verbalizará los sentimientos del perro con el fin de que el RI se sienta motivado y perciba la importancia de pasear con el perro y de hacerlo feliz. También intentará que sienta lo contento que está el perro de pasear con él, su amigo; de recorrer la sala o de descubrir nuevos lugares.

La razón de verbalizar los supuestos pensamientos del perro al RI, es motivarlo a llevar a cabo la ardua tarea de la deambulación.

Posición y función del PI

El PI se ocupará del RI, situándose preferentemente detrás de él. Favorecerá que el RI mantenga la mano sobre el lomo del perro o sujete la tira del arnés y que obtenga del perro la confianza necesaria, fruto del vínculo con el animal, para emprender o iniciar la marcha.

El PI marcará la velocidad o interrupción de la marcha, en función de las capacidades del RI y el objetivo que desee alcanzar, transmitiéndole esta información de forma verbal o no verbal al TIA para que éste manipule al perro y ajuste sus movimientos a las necesidades terapéuticas.

Posicionamiento del RI

El RI se situará junto al perro-manta y colocará la mano más cercana al perro sobre el lomo de éste o bien tomando el asa del arnés. Esta asa es una correa que está fuertemente cosida de un extremo al otro del arnés recorriéndolo longitudinalmente, desde la parte más cercana a la cabeza del perro a la parte más cercana la cola.

En esta postura, el RI iniciará la marcha y el perro seguirá sus pasos, como si dijera: "Yo te espero; sin ti, no avanzo". Cuando el RI interrumpa el movimiento, el perro se detendrá y esperará a que el RI lo inicie de nuevo.

Ejercicios prácticos

Para los miembros inferiores

PASEAR JUNTO A ÉL

El objetivo de la actividad es que el RI alimente al perro. Alrededor de la sala habrá platos de colores con bolitas de alimento. El PI le indicará al RI el color del plato y el número de premios que deberá darle al perro. El RI localizará el plato y se desplazará, tomando al perro por la correa del arnés hasta el plato. Allí sujetará la correa con una mano y con la otra recogerá los premios para alimentar al perro.

NOS AGACHAMOS

El objetivo de la actividad es que el RI se adapte al movimiento del perro. Esparcidos por la sala habrá diversos dibujos con diferentes posturas del perro: caminar, sentarse y agacharse. A medida que el RI se desplace por el espacio, deberá detenerse delante de los dibujos. El TIA indicará al perro la postura y el RI, ayudado por el PI, deberá adaptarse al movimiento adecuando su postura. La acción puede ser premiada.

EL MUNDO AL REVÉS

El RI se desplazará por el espacio junto al perro. A una indicación del PI, conjuntamente con el TIA, el perro se detendrá y el RI deberá cambiar la mano con que sujeta la correa y caminar hacia atrás.

Para la estimulación cognitiva o sensorial

TOCA, BUSCA y CUIDA:

El objetivo es disfrazar al perro con tiritas de distintas texturas y colores. Para ello, previamente prepararemos unas tiras de fieltro con velcro en un extremo y decoradas con tejidos de destinas texturas: seda, papel de lija, cartón, algodón, papel de plata, etcétera.

Con el perro en posición, el RI tomará la correa del arnés. Le daremos a tocar una determinada textura; por ejemplo, un trozo de algodón. El RI se desplazará junto al perro hasta encontrar la tirita con la misma textura y, cuando la encuentre, se la colocará al perro en aquella parte del cuerpo que le indique el TIA (por ejemplo, en el cuello).

TÓCAME:

Colgaremos alrededor de la sala imágenes de diferentes zonas del cuerpo del perro. Al llegar delante de ellas, el RI deberá identificarlas en el perro, tocándolas y describiendo la sensación (rugosa, mojada, suave). Si esto no es posible, las describirá explicando si es agradable al tacto (nos podemos ayudar con pictogramas).

Para los miembros superiores

PASEAR SIN ARNÉS:

El objetivo es que el RI pasee junto al perro apoyándose o tomándose del cuero del perro. Lo ideal sería que se desplazaran juntos hasta aquel lugar que les agrade a ambos; por ejemplo, el rincón de las pelotas.

Cabeza y tronco

RECOGER LAS PINZAS DE COLORES:

El objetivo del juego es que el RI le coloque al perro pinzas de colores sobre el cuerpo. El RI se desplazará por la sala junto al perro y buscará la pinza del color que le haya indicado el PI. Cuando la haya recogido –apoyándose en el perro, inclinando su cuerpo o flexionando sus rodillas–, la colocará en aquella parte del cuerpo que le indique el TIA.

CAMINO DE CARICIAS:

El objetivo de la actividad es que el RI consiga acariciar el lomo del perro de la cabeza a la cola y viceversa. El RI irá desplazándose por el espacio junto al perro hasta que a una indicación del TIA el perro se parará. El RI se apoyará en el perro y acariciará con una sola mano el lomo del perro en la dirección que le indique el PI, inclinando el cuerpo y la cabeza.

Capítulo 2

PCC Con el usuario en sedestación en una silla

Si el usuario o RI va a realizar la sesión sentado en su silla de ruedas (u otra silla) podemos utilizar una serie de Posiciones Caninas CTAC (PCC) sostenidas en el tiempo que brindarán un espacio controlado para que el RI pueda interactuar correctamente con el perro. La principal diferencia entre las distintas posiciones radica en la proximidad entre el PM y el RI.

De esta manera si existe un contacto entre ambos tendremos las siguientes PCC y los correspondientes ejercicios:

PCC. 4- PM alineado al RI y apoyado sobre los reposapiés
PCC. 5- PM alineado al RI y apoyado sobre el asiento
PCC. 6- PM perpendicular al RI y apoyado sobre el reposabrazo
PCC. 7- PM perpendicular al RI y apoyado sobre el muslo del RI
PCC. 8- PM sobre la falda del RI

Por el contario, si el PM no se apoya en ningún momento sobre el RI y este debe efectuar un desplazamiento para poder tocarlo, tendemos las siguientes PCC:

PCC. 9- PM perpendicular, a distancia del RI
PCC.10- PM paralelo, a distancia del RI
PCC.11- PM alzado, a distancia del RI

Asimismo, las posibilidades de interacción entre ambos variarán si, además del uso de la silla del RI, podemos incorporar a la sesión algún elemento externo, como una mesa o una bandeja, tal como veremos.

Beneficios generales

- Control cefálico
- Control del tronco para intentar aproximarse al perro
- Trabajo de la mirada inferior
- Favorecer el movimiento de los miembros inferiores: flexión-extensión
- Favorecer el movimiento de los miembros superiores: flexoextensión y pronosupinación
- Estimulación táctil: abertura de las manos
- Control de la prensión
- Estimulación olfativa

PCC. 4
PM alineado al RI y apoyado en los reposapiés de la silla

Descripción básica

En esta PCC el RI estará sentado en una silla de ruedas; mientras el PM alineado con él, se apoyará en los reposapies y así facilitar la interacción entre ambos.

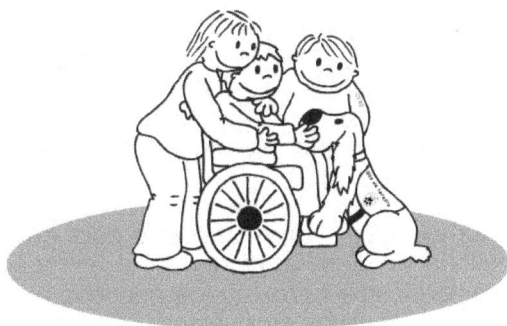

Objetivo de la PCC

Es que el RI enderece el tronco y la cabeza, incrementando así el tono muscular dorsal y cervical, motivado por la presencia y el contacto visual con el perro.

Ubicación y funciones del equipo

Posición y función del perro

El perro se mantendrá en cuadrupedia frente al usuario. A la orden "reposapiés" o por manipilación directa, colocará y mantendrá sus patas delanteras sobre los reposapiés de la silla de ruedas, mientras sus patas traseras descansan firmemente sobre el suelo de la sala ; ocupando con la parte anterior de su cuerpo el hueco ventral del RI y nunca sobrepasando la linea visual del RI.

De esta manera se acorta la distancia entre ellos. La presencia, la mirada y el aliento del perro motivarán al RI a establecer el contacto visual con el animal. Este debe mantener impasible la posición durante el tiempo requerido por el usuario para establecer el contacto y motivar una relación con él.

Posición y función del TIA

El TIA ubicará al perro delante del usuario en posición de pie; a continuación, bajo la orden de "reposapiés", vigilará que el perro coloque las patas delanteras sobre los reposapiés de la silla de ruedas y controlará que las patas del perro no molesten ni dañen los pies del RI.

Una vez que el TIA se cerciore de que la posición del perro es estable y adecuada y cuando el PI le dé la conformidad de la postura hacia el RI; el TIA se colocará del lado opuesto al PI y perpendicularmente a la línea formada entre el RI y el perro, a la altura de la parte anterior del perro, con el fin de vigilar y dirigir la interacción entre ellos. Evitará que se produzcan lametones espontáneos, dirigiendo la mirada y la cabeza del perro para alcanzar los objetivos terapéuticos diseñados previamente: contacto visual, saludo con la mano abierta, elongación de miembros superiores, etc.

El TIA verbalizará los sentimientos del perro para que el RI se sienta motivado para continuar tocándolo, mirándolo o entregándole premios; animará al RI a interactuar con el perro (que se mantendrá quieto) mediante aquellos movimientos terapéuticos propuestos y dirigidos por el PI.

Los besos y lametones caninos son una fuente de estimulación sensorial, una expresión de dulzura y sumisión, una increíble forma de llamar la atención del RI. Utilizamos la orden de "lamer" para que con este comando el perro, sano y correctamente desparasitado, lama. El perro de terapia no debe lamer de forma espontánea y nunca debe lamer la zona oronasal del RI.

Posición y función del PI

El PI le explicará al RI todo lo relativo a esta actividad. Se situará en el lugar más apropiado según el caso: a espaldas del RI o en el lado terapéutico más oportuno para trabajar: dirigirá el brazo del RI y facilitará la apertura de la mano, cruzando la línea media del cuerpo del RI para tocar el lado opuesto de la cabeza del perro; ayudará al RI a mantener la cabeza erguida mientras mira al perro, etc.

En función de las capacidades y objetivos terapéuticos del RI, el PI marcará el tiempo y el ritmo de la interacción, comunicándole de forma verbal o no verbal sus necesidades al TIA para que este mantenga o retire al perro.

Es muy importante, dada la proximidad e intimidad existente entre el RI y el perro, que el PI confíe plenamente en las capacidades, actitudes y profesionalidad de la unidad de intervención (UI). La confianza entre todos los miembros del equipo es fundamental para que las PCC se desarrollen de forma equilibrada, armónica y sincronizada.

Posición y función del RI

El RI estará sentado en su silla de ruedas frente al perro. Esperará tranquilamente que el perro realice aquellas acciones que el TIA le indique, las que el PI le describirá para poder interactuar juntos.

Ejercicios prácticos

Una vez que la postura esté bien establecida, se iniciará la actividad previamente planteada que debe ser explicada claramente al RI. Es decir, la actividad no debe realizarse de forma mecánica. Todo aquello que le propongamos al RI para que realice con el perro debe tener un sentido y un significado para él.

Para los miembros inferiores

ACÉRCATE MÁS Y MÁS, PERO MUCHO MÁS

El objetivo de la actividad es que el perro suba al reposapiés de la silla del usuario para que este le entregue un premio, le dé una súper caricia o reciba un beso perruno en la oreja. El TIA situará al perro en posición de 'quieto' y a una cierta distancia del RI. Cada vez que el RI mueva su pierna o el pie, siguiendo las consignas terapéuticas de PI, el perro avanzará ante la atenta mirada del RI (y las órdenes gestuales del TIA) aproximándose a él, hasta que finalmente suba a los reposapiés para obtener o entregar su premio.

Para la estimulación cognitiva o sensorial

¿DÓNDE ESTA MI PREMIO?

El objetivo de la actividad es que el perro olisquee suavemente las mejillas, el cuello y los pabellones auditivos del RI buscando un premio escondido. Para ello, el TIA tomará un premio entre sus dedos índice y pulgar y lo situará sobre el RI. A la orden de 'premio', invitará al perro a que lo busque mientras olfatea y estimula alguna zona del rostro del RI, favoreciendo el control de la cabeza y su estimulación sensorial.

Finalmente, el perro consigue el premio y deja de olisquear.

Para los miembros superiores

CARICIAS

El objetivo es que el RI acaricie de forma más o menos controlada la cabeza del perro, con la ayuda del TIA o sin ella. Para ello deberá dirigir los miembros superiores hacia la cabeza del perro quien esperará tranquilamente a que esto se produzca. Cada vez que lo realice con éxito, el perro le lamerá las manos (bajo comando o colocando un premio en ellas) y, si es posible, el niño realizará un movimiento de supinación.

Cabeza y tronco

ADHESIVOS DE SOMBRERO

El objetivo del juego es cubrir la cabeza del perro con adhesivos de colores. El perro, subido a los reposapiés, esperará a que el RI le coloque sobre la cabeza un adhesivo, con ayuda o sin ella. Para felicitar al perro por su buen comportamiento, el RI deberá entregarle el premio que el PI tendrá en la mano (situándolo a una cierta distancia y altura del RI, para incrementar o disminuir la dificultad). Así, cuando el PI considere que el RI ha erguido la cabeza y ha mirado correctamente el premio, se lo entregará para que se lo pueda dar al perro de terapia.

VEN CONMIGO

El TIA colocará a una cierta distancia del RI al perro en posición de 'quieto', sujeto por una correa larga, cuyo extremo apoyará en el reposapiés de la silla. El RI deberá recogerla (flexionando su tronco) e ir arrastrando al perro poco a poco, con la ayuda del TIA, hasta que llegue al reposapiés.

PCC.5
PM Alineado al RI y apoyado en el asiento

Descripción básica

Para realizar esta postura, situaremos al perro frente al usuario alineado con la silla de ruedas con las patas delanteras descansando en el asiento, entre la parte exterior de los muslos del RI y los bordes laterales de la silla, mientras las patas traseras descansan firmemente sobre el suelo de la sala. El perro, con ayuda del TIA, deberá mantener esa posición el tiempo requerido y buscar en todo momento el contacto visual con el RI.

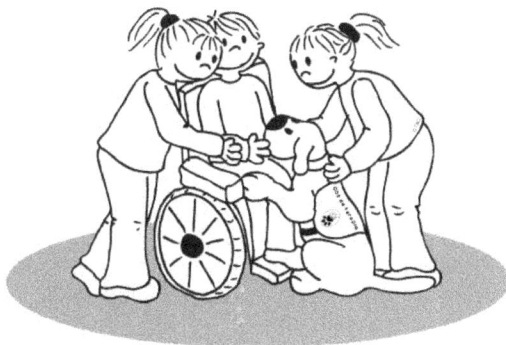

Objetivo de la PCC

Es que el RI enderece el tronco y la cabeza incrementando el tono muscular dorsal y cervical, motivado por la presencia y el contacto visual con el perro.

Ubicación y funciones del equipo

Posición y función del perro

El perro se mantendrá en cuadrupedia frente al usuario y, con el fin de disminuir la distancia entre ambos, situará las patas delanteras en el hueco existente entre la parte exterior de los muslos de RI y los bordes laterales de la silla. Si se trata de un perro mediano, poco pesado o si existe un objetivo terapéutico preciso de propiocepción, el TIA podrá apoyar suavemente las patas delanteras sobre los muslos del RI.

Mediante esta postura, la parte anterior del perro ocupará el hueco ventral del RI para facilitar la interacción entre ambos. El perro debe mantenerse impasible en esta posición durante el tiempo que requiera el usuario para establecer un buen contacto entre ambos.

Posición y función del TIA

El TIA ubicará al perro delante del usuario en posición de pie. A continuación, depositará suavemente las patas delanteras del perro sobre el asiento, vigilando que no rocen los muslos del RI.

Cuando la posición del perro sea estable y adecuada, y el PI esté conforme con la postura, el TIA se colocará del lado opuesto al PI y perpendicular a la línea formada entre el RI y el perro, cerca de la parte anterior del animal, con el fin de vigilar y dirigir la interacción entre el RI y el perro-manta.

Evitará que se produzcan lametones espontáneos y dirigirá la mirada y la cabeza del perro hacia el frente, para alcanzar los objetivos terapéuticos diseñados previamente: contacto visual, saludo con la mano abierta, elongación de miembros superiores, etc.

El TIA podrá distraer al RI contándole curiosidades, sentimientos o deseos del perro mientras el PI realiza alguna maniobra terapéutica que pueda resultar no muy agradable para el RI. Sin embargo, en general, el TIA deberá mantenerse callado para no obstaculizar el trabajo y la relación del RI con el PI.

Posicionamiento y función del PI

El PI se situará en el lugar más apropiado según cada caso clínico para poder realizar su labor terapéutica. Si la silla le permite llegar a ambos miembros superiores con facilidad, se situará detrás del RI para facilitar el manejo; por el contrario, si la silla es demasiado alta, deberá situarse en posición lateral con respecto a la extremidad que se ejercitará.

A continuación, presentará a la UI y describirá las actividades que van a tener lugar.

En función de las capacidades y objetivos terapéuticos del RI, marcará el tiempo de la intervención y elegirá, entre las actividades propuestas por el TIA, las más apropiadas para realizar en cada momento.

Posición del RI

El RI estará sentado en una silla de ruedas, una silla convencional o un sofá y esperará tranquilamente a que el perro se aproxime a él para luego poder interactuar.

Ejercicios prácticos

Para los miembros inferiores

¡UNO, DOS, TRES!

El objetivo de la actividad es que el perro se aproxime lo suficiente al RI como para que el TIA pueda subirle las patas delanteras a la silla o a la falda del RI. El RI marcará el paso dando patadas en el suelo: cada patada o movimiento de las piernas del usuario, corresponderá a un paso hacia adelante del perro. El TIA impartirá las órdenes gestuales para que el perro avance cuando corresponda.

LA RAMPA

El perro se situará frente al RI quien, con la ayuda necesaria, colocará las extremidades inferiores extendidas en forma de rampa para que el perro (mejor si es pequeño) mediante la manipulación del TIA pueda subir hasta llegar a su falda. La actividad creará un fuerte estímulo somático sobre las piernas del RI.

Para la estimulación cognitiva o sensorial

UN PREMIO POR RESPUESTA

El objetivo es que el RI entregue al perro tantos premios como respuestas correctas haya dado al PI. El TIA se colocará a un lado del perro de terapia, a cierta distancia del RI. El TIA le contará una historia perruna y, una vez terminada, el PI le hará preguntas. A cada respuesta correcta le corresponderá un paso hacia adelante del perro con el TIA y un premio para que el RI le entregue más tarde al perro-manta. Una vez contestadas todas las preguntas, el perro (con ayuda de su TIA) subirá sus patas a la silla para que el RI le dé todos los premios que haya ganado.

Para los miembros superiores

ABRAZOS:

El objetivo es que el RI abrace el cuello del perro, reposando su cabeza sobre él. El RI deberá enderezar la cabeza y elevar los miembros superiores, mientras el perro se acerca al RI para que este lo abrace.

¡QUÉ GUAPO!:

El objetivo se centra en peinar al perro sentado en su regazo. Cuando le peine el lomo con un cepillo, lo realizará en pronación de antebrazo; en cambio cuando lo haga en la barbilla y la barriga con una manopla, lo hará en supinación.

Cabeza y tronco

UN COLLAR PARA MI PERRO:

El objetivo del juego es colocarle al perro un collar de piezas de colores que previamente habrá confeccionado el RI. El perro, con las patas delanteras apoyadas sobre el asiento, esperará a que el RI le pase por la cabeza un collar de colores. Cuando lo haya conseguido, el perro estirará el cuello y levantará la cabeza (mediante la técnica del luring) para que el RI enderece el tronco y la cabeza y observe lo guapo que está el perro-manta gracias a su ayuda.

PCC. 6
PM perpendicular al RI y apoyado en el reposabrazos de la silla

Descripción básica

El perro se situará a un lado del RI y apoyará las patas traseras o los cuartos traseros en el suelo y las delanteras en el reposabrazos de la silla de ruedas.

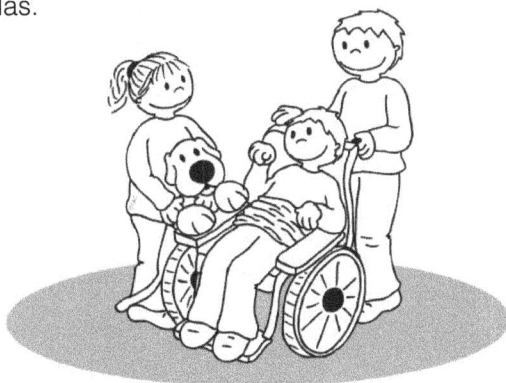

Objetivo de la PCC

La interacción lateral del RI con el perro, mediante la rotación de la cabeza o el tronco, y el trabajo de los miembros superiores.

Ubicación y función del equipo

Posición y función del perro

El perro, situado al costado de la silla de ruedas, esperará a que el TIA eleve sus patas delanteras y las apoyará sobre el reposabrazos de la silla. Mantendrá las patas traseras bien estables en el suelo y la cabeza cerca del pecho del usuario, para facilitar que el miembro superior del RI se pueda apoyar en la nuca y extender hacia el lomo del perro.

El perro-manta, bajo el control del TIA, se acercará a la zona lateral de la cabeza del usuario para estimular sensorialmente el cuello y los pabellones auditivos del RI

Posición y función del TIA

El TIA, una vez que haya posicionado el perro, se situará detrás del perro en contacto con su lomo y alerta a las señales que indiquen cansancio, en cuyo caso hará que apoye el pecho sobre las manos del TIA y las patas posteriores entre los pies del TIA. Asimismo, las manos y los brazos del TIA deberán estar cerca de las patas anteriores del perro para que no invadan al RI ni abandonen la postura sin previa orden por parte del TIA.

El TIA alineará la cabeza del perro y permitirá, por ejemplo, que el perro con su hocico eleve el brazo del RI y con un movimiento ascendente coloque la mano del RI sobre la cabeza del perro; o bien, que olisquee el pabellón auditivo del RI buscando premios dentro de él.

Si el TIA sujeta bien el cuerpo del perro podrá manipular una de sus patas para interactuar con el RI.

Posición y función del PI

El PI se situará al lado contrario de la silla en que está el TIA, colocando su brazo por detrás de la espalda del RI, para facilitar los movimientos.

Posición del RI

En general, este tipo de PCC se utiliza para las personas con poca movilidad en el tronco y los miembros superiores. Deseamos que interactúen desde su silla con un perro de tamaño grande y logren la mayor proximidad posible. De esta manera, al hacer el acercamiento de forma lateral a la altura del reposabrazos de la silla, se logra una mayor proximidad sin que el peso del perro recaiga en el RI.

Ejercicios prácticos

Para los miembros inferiores

En esta PCC no se sugiere ningún ejercicio para trabajar los miembros inferiores del RI. Con las patas delanteras del perro en el reposabrazos, es poco probable que el perro pueda interactuar con los miembros inferiores del usuario.

Para la estimulación cognitiva o sensorial

DULCES PREMIOS PEGADOS:

Con el objetivo de trabajar la rotación lateral de la cabeza y la estimulación sensorial del RI, cada vez que dirija su mirada al PI, este dará al TIA un premio para que lo esconda en el cuerpo del RI. El perro deberá encontrarlo para poder comérselo. El TIA sujetará el premio con los dedos pulgar e índice y lo colocará sobre alguna parte de la zona lateral del cuerpo del RI: el brazo, el hombro, el cuello, la mejilla, la oreja, la cabeza; ejercerá presión para que el perro huela y lama con insistencia aquella zona, para conseguir finalmente el premio. También podrá obtenerlo con la aprobación verbal del usuario.

Para los miembros superiores

DAME UNA CARICIA:

Para el asombro del RI y dirigido por el TIA, el perro colocará su hocico bajo el antebrazo del RI y, con la supervisión del PI, el perro efectuará un movimiento rápido de ascenso que colocará la mano del RI sobre su cabeza. En ese momento, el TIA le hará saber al RI cuán a gusto está el perro con él, lo mucho que le agradan sus mimos, para estimularlo a acariciar dulcemente la cabeza o el cogote del perro. El PI controlará que el brazo del RI no se deslice por el cuerpo del perro y que efectúe los movimientos de forma correcta.

Cabeza y tronco

COCO PERRUNO:

El perro se inclinará sobre el RI, apoyando las patas y parte del tórax sobre los reposabrazos y mantendrá esta posición el tiempo pactado entre el PI y el TIA. Esta PCC estimulará al RI a mantener recto y erguido el tronco. El PI le pedirá al RI que deje descansar su cabeza sobre la cabeza del perro para luego volverla a levantar.

El perro deberá mantener la cabeza bien quieta para no impactar en la del RI. El TIA, colocado detrás del perro, sostendrá con su cuerpo el cuerpo del perro, apoyará los codos cerca de las patas delanteras y colocará las manos bajo el maxilar inferior del perro para que este apoye en ellas el peso de su cabeza (más el de la cabeza del RI).

PCC. 7
PM perpendicular al RI y apoyado encima de su muslo

Descripción de la PCC

El perro se situará a uno de los costados del RI, apoyando sus patas traseras en el suelo y las delanteras sobre el muslo del RI.

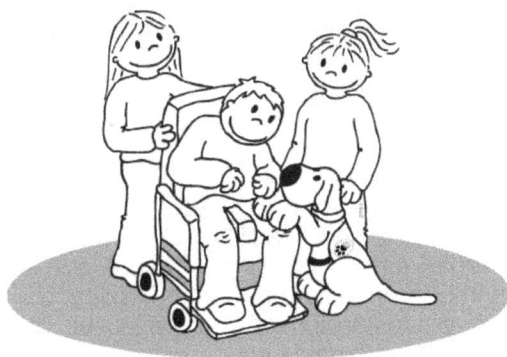

Objetivo de la PCC

La interacción lateral del RI con el perro, mediante la rotación de la cabeza, el trabajo de los miembros superiores y la propiocepción de los miembros inferiores. Además se trabajará el espacio existente bajo la línea visual del usuario.

Ubicación y funciones del equipo

Posición y función del perro

Una vez que el perro esté colocado de forma perpendicular al costado de la silla de ruedas y en posición de 'quieto', esperará a que el TIA le eleve las patas delanteras y las deposite suavemente sobre el muslo del RI, mientras las patas traseras (si el perro es de tamaño mediano) o sus cuartos traseros (si, en cambio, el perro es de tamaño grande) descansan de forma estable en el suelo, durante el tiempo necesario y requerido por el TIA y el PI. La cabeza podrá estará direccionada hacia arriba, buscando el contacto visual con el RI o bien reposará sobre el muslo del RI, mientras recibe sus caricias.

Posición y función del TIA

El TIA, después de ubicar al perro, se situará a su lado para poder colocar una de las piernas en contacto directo con el lomo del perro y, de esta manera, proporcionarle un soporte estable. A su vez, con las manos podrá controlar las patas y la dirección de la cabeza del perro mediante las órdenes de "mira" o "head down".

Posición y función del PI

En función de las capacidades del RI y de los objetivos elegidos, adoptará su posición. Por lo general, la unidad de intervención (UI: TIA más el perro-manta) y el PI se ubican en lados opuestos respecto del RI.

Posición y función del RI

En general este tipo de PCC se utiliza para personas que utilizan silla de ruedas, pero con suficiente movilidad y control de los miembros superiores y el tronco. Esta PCC facilita la comunicación afectiva y la relación emocional entre ambos por la proximidad que se produce entre el perro y el RI, sin interferencias de terceros. El usuario siente la ternura, la presión y el contacto constante del perro y, a su vez, reconforta al perro mediante sus caricias y afecto hacia él.

Ejercicios prácticos

Para los miembros inferiores

EL PREMIO DEL PUENTE

El RI podrá entregar al perro una golosina cada vez que éste suba las patas sobre su muslo, pero antes deberá elevar las piernas para que pase el perro por debajo. Situaremos al perro en posición de 'quieto', del lado opuesto al miembro inferior al que se va a subir el perro. Con la ayuda y la motivación del equipo, el RI deberá elevar las piernas para que el perro pueda pasar por debajo de ellas. A continuación, el perro-manta subirá las patas delanteras sobre el muslo del RI en busca de su premio.

CAMINITO DE MI PIERNA:

El RI deberá realizar un pequeño movimiento con una de sus piernas para que el perro ayudado por el TIA inicie un "ascenso por la pierna", paso a paso hasta llegar al muslo.

Para la estimulación cognitiva o sensorial

TOCA, TRAE Y SUBE:

El PI colocará sobre el muslo del RI algún objeto que pueda sostenerse solo y que haga algún ruido al caer al suelo: un saquito de arena, una pelota blanda, etc. El RI deberá tirar el objeto al suelo, con la ayuda del PI o sin ella. Si el objeto cae muy cerca de la silla, discretamente el TIA lo lanzará más lejos con los pies para que el perro lo vaya a recoger y se lo entregue de nuevo al RI, apoyando las patas delanteras sobre el muslo y elevando su cara hacia el RI.

¿ADÓNDE VOY?:

Con el perro colocado sobre el muslo del RI, el PI le ofrecerá unas láminas con imágenes para escoger adónde quiere que se esconda el perro (detrás de la silla, encima del banco,...). El RI con una gran caricia "ordenará" al perro adónde debe ir. Si lo hace bien, cuando vuelva, merecerá un premio.

Para los miembros superiores

¡PONME GUAPO!

Le pediremos al RI que nos ayude a sacar pedacitos de viruta que el perro lleva adheridos en la cabeza. Para ello el perro colocará su cabeza sobre el muslo del RI y pacientemente esperará a que, entre caricias, el RI acicale su cabeza.

CORONA DE COLORES

Ayudaremos al RI para que decore al perro con pinzas de tender la ropa de diferentes colores enganchándolas al pelo del perro, siempre bajo la atenta supervisión o con la ayuda del TIA.

Cabeza y tronco

¿DÓNDE ESTOY?

El TIA paseará al perro por la sala, dentro del campo visual del RI. Cuando el perro se detenga, el RI deberá encontrarlo y establecer contacto visual con él. Cada vez que esto se produzca, el perro trepará a la falda del RI y esperará a que él lo acaricie y le dé un premio.

PCC. 8
PM sobre la falda del RI

Descripción de la PCC

En esta PCC, colocaremos a un perro de tamaño pequeño sobre la falda del RI, de forma que el peso del perro se reparta en la superficie de apoyo del RI.

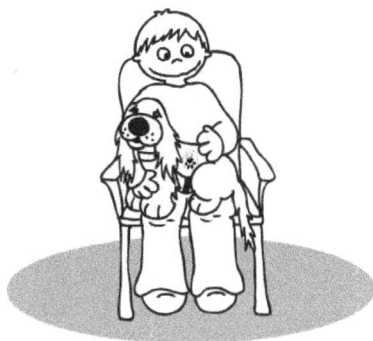

Objetivo de la PCC

Brindar al usuario una sensación de autonomía, independencia y responsabilidad hacia el perro que repercuta positivamente en la autoestima del RI. A su vez, esta PCC favorece el trabajo y la estimulación de distintos aspectos físicos del RI.

Ubicación y funciones del equipo

Posición y función del perro

El perro deberá permanecer sobre la falda del RI en la posición en la que el TIA lo haya colocado, en función de los objetivos terapéuticos que se deseen trabajar marcados previamente por el PI. Las posiciones mas frecuentes en las que podemos colocar al perro para que se mantenga sin ningún soporte serán: 'sentado', 'tumbado' 'lateral dorsal' o 'esfinge'. Cada una de ellas aporta un tipo diferente de interacción con el usuario.

Posición y función del TIA

Una vez colocado el perro sobre del RI, el TIA se colocará a una distancia suficiente como para que el RI sienta que él es responsable del perro, pero también lo bastante cerca como para poder supervisar la situación.

Posición y función del PI

El PI comprobará que los puntos de presión del apoyo del perro sobre el usuario no causen efectos indeseados en el RI y que la posición del RI sea la correcta. Luego, se situará en la mejor posición para poder trabajar con el RI.

Sin embargo, esta PCC está pensada para que el RI interactúe a solas con el perro: acariciándolo, reposando sus manos sobre el lomo del perro-manta, sintiendo el latido de su corazón, cuidándolo, etcétera.

Posición y función del RI

Bien sentado sobre su silla, cuidará del perro mientras lo mima. El RI podrá apoyar sus pies sobre una superficie elevada (por ejemplo un cajón) para facilitar la sustentación del perro sobre la falda del RI.

Ejercicios prácticos

Para los miembros inferiores

¡QUE NO CAIGA!

El PI invitará al RI a juntar los muslos para que el TIA pueda colocar el perro sobre su falda, en posición de esfinge y alineado con los muslos del RI que deberá mantenerlos juntos para que el perro no se caiga.

El TIA, de rodillas delante del RI, lo animará diciéndole lo bien que lo hace y lo cómodo que está el perro sobre su falda, a la vez que procurará por el bienestar del perro.

Para la estimulación cognitiva o sensorial

LAS PARTES DEL CUERPO

El TIA colocará al perro sentado sobre la falda del RI y en posición perpendicular a él. El RI deberá ir tocando las distintas partes del cuerpo del perro que nombre el PI o el TIA, mientras que el perro-manta se mantiene estable en su posición.

Para los miembros superiores

CUÍDAMELO UN MOMENTO

Con la excusa de tener que hacer una tarea, el TIA le preguntará al RI si le puede cuidar un momento al perro y le dará una consigna clara: "Para que no baje de tu falda, hazle muchos mimitos, que le encanta". El TIA, dándole al perro la orden de 'quieto', se distanciará mientras va a buscar alguna cosa. Al volver, el TIA felicitará al RI por la gran ayuda que le ha brindado y lo bien que lo ha hecho.

Cabeza y tronco

VAMOS DE PASEO

El TIA colocará al perro sobre la falda del RI, a quien invitaremos a salir a pasear en la silla y con el perro sobre su falda. Mientras el PI empuja la silla, el RI deberá cuidar la seguridad del perro, aguantándolo bien y observándolo.

PCC.9
PM perpendicular a distancia del RI

Descripción de la PCC

En este caso, situaremos al perro frente al RI y en distintas posiciones como pueden ser: 'esfinge', 'tumbado lateral' o 'barriguita', manteniendo una distancia mayor o menor según el grado de dificultad que se quiera dar al ejercicio.

La técnica de esta PCC es muy parecida al ejercicio del la PCC 8, aunque existen diferencias en su utilidad terapéutica.

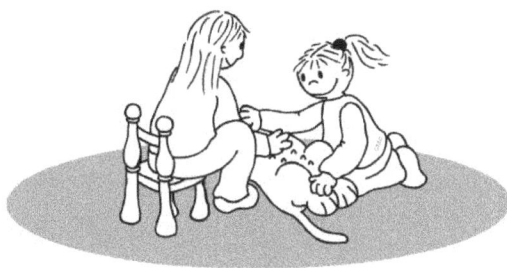

Objetivo de la PCC

El objetivo de esta PCC es que el RI interactúe con el perro en el espacio existente bajo su línea visual. Para ello, el RI deberá mantener un mínimo de control postural.

Ubicación y funciones del equipo

Posición y función del perro

El perro, en posición de esfinge, se estirará en el suelo entre las patas delanteras de la silla del RI y las rodillas del TIA. Durante la sesión se deberá dejar manipular por el TIA manteniéndose quieto y relajado.

El TIA lo llevará desde la posición de esfinge a un 'tumbado dorsal' (tumbado de lado, con el lomo frente a los pies del RI y la cavidad torácica y abdominal protegida por las rodillas del TIA) o a la posición de 'barriguita', con las patas relajadas. Sin embargo, en ningún momento colocaremos al perro en posición de tumbado ventral para evitar cualquier incidencia en las partes blandas del perro.

Posición y función del TIA

El TIA se colocará en cuclillas frente al RI y del otro lado del cuerpo del perro. Su función es controlar al perro en todo momento, velando por su bienestar y el del RI. Deberá observar al RI y al perro; estar atento a las indicaciones verbales y gestuales del PI y manipular al perro para favorecer el trabajo (acercándolo, alejándolo, rotándolo, etc.).

Si el perro-manta está en posición de esfinge, ambas manos del TIA estarán sobre el lomo del perro y podrá dirigir la cabeza del perro hacia las extremidades inferiores o superiores del RI.

Si el perro está en posición 'tumbado dorsal' el TIA le dará cobijo con las rodillas en la cavidad interna y sus manos reposarán a la altura de la escápula y de la pelvis para evitar incidencias o para manipular rápidamente al perro.

Si la posición del perro es de 'barriguita', como el peso del perro reposará sobre la columna, las rodillas del TIA servirán de cuña para imprimirle estabilidad. En este caso, es importante que el TIA controle que la zona interna del perro (abdomen y tórax) no sufra ninguna incidencia descontrolada.

Posición y función del PI

El PI controlará y guiará el tronco y los miembros superiores del RI, se colocará en la zona lateral o posterior del RI.

Posición y función del RI

El RI estará sentado en una silla convencional, con los miembros inferiores bien apoyados en el suelo. Deberá interactuar con el perro –que se encontrará delante de él– de forma libre o siguiendo las indicaciones del PI.

Ejercicios prácticos

Para los miembros inferiores

¡PUM...! CROQUETA

Situaremos al perro en posición de esfinge. El TIA se ubicará cerca de la cabeza del perro para manipularlo o para controlar la velocidad de la habilidad. Le pediremos al RI que coloque sus pies sobre el lomo del perro y, cada vez que ejerza presión, el perro se tumbará o hará la croqueta para él.

Para la estimulación cognitiva o sensorial

LOS RUIDOS DEL PERRO

Con el perro en posición de 'barriguita', le daremos un estetoscopio al RI para que escuche los ruidos del corazón, de la respiración o de los movimientos internos del perro. Será necesario que el RI se balancee sobre el perro hasta que el estetoscopio llegue a la zona por auscultar.

JUGAMOS CON CONFETI

Con el perro en posición esfinge, esparciremos sobre él montoncitos de confeti de colores, ligeramente separados. Pediremos al RI que se flexione acercándose al perro lo suficiente como para soplar un montoncito de confeti del color que hayamos elegido.

Para los miembros superiores

TIRITAS DE COLORES

Con el perro en posición de 'tumbado dorsal' (de mayor dificultad) o en 'barriguita' (de menor dificultad), le propondremos al RI que coloque tiritas de colores o aros en las patas del perro. El TIA ayudará a enderezarlas mientras el RI efectúa la operación.

Cabeza y tronco

BUSCA Y TOCA

El PI se colocará frente al RI y le mostrará láminas de distintas partes del cuerpo para que, luego de observarlas, las señale sobre el cuerpo del perro. En el caso de que el PI no pudiera desplazarse delante del RI, el TIA le mostrará las láminas a la altura y en la dirección propuesta inicialmente por el PI.

PCC. 10
PM paralelo a distancia del RI

Descripción de la PCC

Con el RI sentado en una silla, situaremos al perro cerca de él y con el cuerpo lo más próximo posible del suelo, con el fin de poder trabajar el control postural del usuario mientras que este interactúa con el perro.

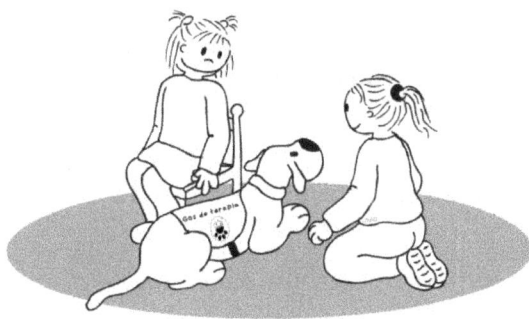

Objetivo de la PCC

El objetivo es que el RI descubra y trabaje en su espacio de visión inferior, a la vez que ejercita y fortalece su control postural mientras interactúa con el perro.

Ubicación y funciones del equipo

Posición y función del perro

A la orden del TIA, el perro se echará al suelo y se colocará en posición de esfinge al lado del RI, con su lomo en la vertical del miembro superior del usuario. Cuanto mayor sea la distancia de separación entre el RI y el perro, mayor será el control postural que deberá ejercer el RI para poder interactuar con el animal.

Se ha de tener en cuenta la dirección del pelaje del perro: si le pedimos al RI que acaricie al perro en la dirección opuesta al nacimiento del pelo (a contrapelo), el grado de dificultad será mayor que si lo acaricia a favor del nacimiento del pelo. Es por ello que deberemos tener presente la dirección en que se hace echar al perro. Este deberá mantenerse quieto, a pesar de las caricias más o menos hábiles que reciba del RI.

Posición y función del TIA

Cuando el RI esté bien ubicado y el PI dé la conformidad de aproximación, el TIA situará al perro en paralelo, ya sea en dirección cefálica (con la cabeza del perro bajo la vertical de la cabeza del RI) o en dirección caudal (con la grupa del perro bajo la vertical de la cabeza del usuario) y manteniendo una distancia de seguridad del costado terapéutico que se trabajará.

A la orden, el perro se echará y el TIA, en cuclillas, empujará el lomo del perro suavemente y con ambas manos a la vez para acercarlo hasta la distancia que el PI considere terapéuticamente correcta.

También utilizará este movimiento para colocar al perro de forma tal que su cabeza quede fuera de la línea vertical del miembro superior del RI (para evitar que el perro reciba caricias molestas en su cara).

Desde esta posición, cualquier cambio de dirección o posicionamiento lo realizará el TIA manipulando directamente al perro:

- Si el PI desea que el RI toque otra zona del lomo del perro, el TIA desplazará al perro hacia delante o hacia atrás, firmemente y ejerciendo una fuerza homogénea con ambas manos a la vez.
- Si el PI desea que el RI acaricie el lomo del perro a contrapelo, el TIA rotará 180 grados al perro; siempre del lado opuesto al RI.
- Si el PI desea que se modifique la altura del lomo del perro, el TIA lo manipulará suavemente para lograr dichas posiciones de forma inmediata y segura y se abstendrá de dar las órdenes de "túmbate" o "barriguita" o "reverencia".

El motivo de manipular al perro y no solicitar las habilidades una vez que se ha iniciado una PCC es lograr la inmediatez en el resultado, para que el PI y el RI puedan continuar trabajando sin esperar que el perro se coloque de nuevo. Por otro lado, permite garantizar una recolocación segura para el RI y precisa para los objetivos terapéuticos.

El TIA se colocará siempre en cuclillas a la altura del lomo del perro, controlando en todo momento la parte anterior o cabeza del perro. Al mismo tiempo, verbalizará las sensaciones positivas que tiene el perro, para motivar e incrementar la autoestima del RI.

Posición y función del PI

El PI controlará y guiará el tronco y los miembros superiores del RI para que logre interactuar correctamente con el perro. Se ubicará preferentemente detrás del RI, un poco lateralizado para poder observarlo y facilitar el movimiento del tronco y los miembros superiores.

El PI indicará al TIA la posición y la distancia más oportuna que deberá asumir el perro respecto al RI, según los objetivos previamente establecidos y la realización de los ejercicios propuestos.

Posición y función del RI

El RI estará sentado en una silla convencional, con los miembros inferiores bien apoyados en el suelo. Deberá interactuar con el perro de forma libre o siguiendo las indicaciones del PI. El perro-manta se encontrará ubicado a su lado derecho o izquierdo.

Ejercicios prácticos

Para los miembros inferiores

COMO UN DULCE FELPUDO

Invitaremos al RI a que acaricie con la planta de los pies el lomo del perro en dirección cefalocaudal y, posteriormente, en dirección contraria. Para ello, el perro se ubicará en posición de esfinge en la parte anterior y lateral del RI. Luego, el perro cambiará de lado y el RI efectuará la misma actividad con el otro miembro inferior.

¡SALTAR COMO UNA RANA!

Con el RI sentado en la silla junto al perro (preferentemente pequeño), le pediremos que levante la pierna cercana al perro y lo "salte como una rana". El PI podrá imprimirle diferentes ritmos (lento, rápido, siguiendo una canción,…) según las capacidades del RI. En esta actividad, el RI deberá cuidar de no pisar al perro-manta.

Para la estimulación cognitiva o sensorial

BAÑO DE ESPUMA

El objetivo es que RI le dé un baño al perro con la espuma que el TIA le ofrecerá en su mano. El PI le indicará al RI de qué manera tomar la espuma: con un dedo, con la mano, en poca cantidad, o en mucha; y en qué parte del cuerpo del perro debe colocarla: el lomo, la oreja, la cola, la pata… Podremos incrementar el grado de dificultad variando el lugar donde el TIA ubicará la mano y la zona que debe bañar el RI.

DE COLORES

Ayudándonos de espejos de colores situados delante del niño, el PI le pedirá que tome uno de un color concreto y se mire en él, primero el RI y después el perro (acercando el espejo a la cara). ¿Quién está más guapo?

Para los miembros superiores

BOLITAS CRUZANDO LA LÍNEA MEDIA

El objetivo es que RI le dé de comer al perro utilizando distintos utensilios. La particularidad de este ejercicio es que debe utilizar la mano opuesta a la ubicación lateral del perro; si el perro esta en el lado izquierdo del RI, este le dará de comer con su mano derecha.

Para hacerlo, deberá recoger la bola de pienso, la cuchara o el vaso, cruzar la línea media y entregárselo al perro que, pacientemente, esperará mientras se mantiene en posición de esfinge a su lado, con la cabeza a altura de las rodillas del RI.

Cabeza y tronco

BESOS

El objetivo de la actividad es que el RI le dé al perro besos en la cabeza mientras este se encuentra en posición de esfinge al lado del RI. Este, con la ayuda y el control del PI, deberá inclinarse y rotar para acceder a la cabeza del perro que, con ayuda del TIA, la mantendrá al nivel de las rodillas del RI. Podrá variar la altura y la inclinación de la cabeza con el fin de facilitar o dificultar la tarea del RI.

PCC. 11
PM en brazos a distancia del RI

Descripción de la PCC

Con el RI sentado en su silla de ruedas, el TIA acercará al perro-manta con una aproximación alineada, en paralelo, o en perpendicular con el RI; el perro deberá permanecer estable y quieto en el tiempo que dure la interacción.

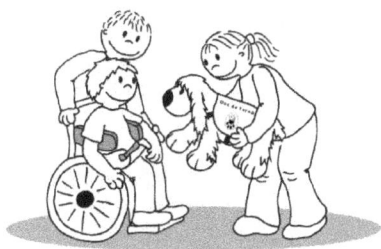

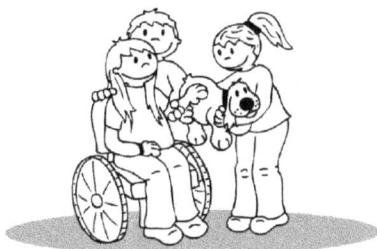

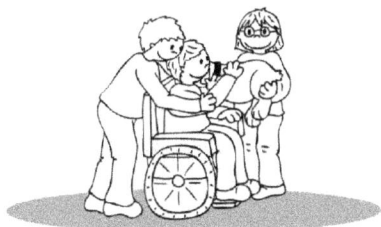

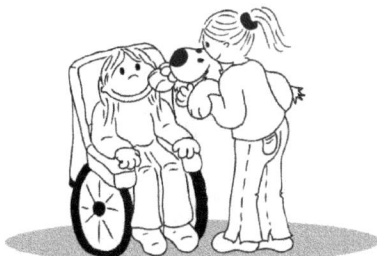

Objetivo de la PCC

Captar la atención del RI mediante una aproximación controlada y a distancia.

Ubicación y funciones del equipo

Posición y función del perro

Para esta PCC, utilizaremos un perro de raza pequeña que, en brazos del TIA, actúe como elemento motivador para el RI. Deberá ser un perro acostumbrado a estar bien sujeto en brazos, sin inmutarse ante posibles ruidos, miradas o contactos poco habituales.

Posición y función del TIA

El TIA deberá sostener al perro en sus brazos y aproximarlo suavemente al RI. Se colocará enfrente o a un lado del RI para realizar una aproximación suave hacia él sin sobrepasar la línea visual del usuario. El TIA verbalizará la aproximación con el fin de motivar al usuario y procurará realizar movimientos que no sean percibidos como invasivos para el RI.

Posición y función del PI

Se colocará del lado opuesto al TIA o detrás del RI, ligeramente lateralizado respecto al RI para acceder a las extremidades del RI con el fin de ayudarlo y controlar la interacción con el perro.

Posición y función del RI

Sentado y bien ubicado en su silla de ruedas.

Ejercicios prácticos

Para los miembros inferiores

En esta PCC no se contempla ningún ejercicio para trabajar los miembros inferiores.

Para la estimulación cognitiva o sensorial

POR UNA MIRADA, UN BESO

El objetivo del juego consiste en que se establezca contacto visual entre RI y el perro-manta. El TIA colocará la cabeza del perro dentro del campo visual del RI para que este lo mire y se produzca un contacto visual duradero. Cada vez que esto se produzca, el perro le brindará al RI un beso en la mejilla, una caricia con la patita o se comerá un premio de la palma de la mano del RI.

SUSURROS

El objetivo del juego es que el RI rote su cabeza en la dirección en que se encuentra el perro. El TIA colocará el hocico del perro-manta cerca del pabellón auditivo del RI o tocándolo, para que su respiración, el ruido del olfateo o el tacto húmedo de su hocico estimulen al RI a rotar lateralmente su cabeza.

Para los miembros superiores

ENTREGA DE PREMIOS

El TIA sujetará al perro a cierta distancia del RI, mientras este con la ayuda del PI o sin ella, le da de comer realizando la pinza entre el dedo índice y el dedo pulgar o con algún elemento, como puede ser una cuchara o una pinza de madera.

AROS PARA HACERLE UN COLLAR AL PERRO

Mientras el TIA sujeta al perro-manta a la distancia y altura previamente establecida por el PI, éste le ofrecerá al RI un aro de color para que lo tome con las dos manos y se lo coloque al perro a modo de collar.

Cabeza y tronco

SÍGUEME

El perro-manta estará en brazos del TIA y colocado de cara al usuario. El TIA lo elevará en sentido vertical desde los muslos del RI hasta el pecho, favoreciendo que el RI enderece el tronco e incorpore la cabeza para poder seguir el desplazamiento del perro.

También puede mover el perro de derecha a izquierda, para favorecer, de esta manera, el contacto visual, el movimiento de la cabeza y del tronco.

Capítulo 3

PCC Con el usuario sentado en silla y utilizando un soporte externo

Descripción básica

Antes de empezar, os explicaré una pequeña anécdota donde se demuestra que lo evidente para unos es un gran descubrimiento para otros.

En un taller europeo de IAA, se planteó la cuestión de cómo podríamos hacer para que una persona sentada en una silla de ruedas y con movilidad reducida pudiera cepillar cómodamente a un perro de terapia.

Hacía tiempo que trabajábamos aportando las IAA a personas afectadas de parálisis cerebral y habíamos resuelto la situación del modo más evidente: subiendo al perro a una mesa.

Por timidez, y pensando que seguramente habría una técnica más compleja, no osé levantar la mano. El largo y denso silencio se rompió por una voz que dijo: "Poner al perro sobre una mesa". Creedme que mi sorpresa no se produjo a causa de la respuesta, sino por el murmullo desconcertado e incrédulo del resto de los participantes. ¿Cómo íbamos a colocar a un perro sobre una mesa? La doctora italiana dio por válida la sugerencia y fundamentó el porqué de la respuesta.

Así, este libro pretende facilitar las cosas para todos aquellos profesionales que deseen aportar los beneficios de las IAA a sus pacientes. Seguramente, por compleja que parezca la aproximación, habrá una manera simple y práctica de llevarla a cabo.

Si el RI con el que vamos a trabajar está sentado en una silla de ruedas y deseamos que exista la máxima proximidad entre él y el perro, podremos utilizar un soporte externo (una mesa, una bandeja) minimizando así el espacio entre ambos, sin necesidad de colocar al perro encima del usuario y propiciando una estructura estable para poder interactuar o trabajar cómodamente.

Existen mesas especialmente diseñadas para que la silla de ruedas pueda aproximarse al máximo al tablero, salvando los reposabrazos de la silla. En este caso el acople entre la slla y la mesa será perfecto y no tendremos ningún problema para aproximar el perro al RI.

Sin embargo, en el caso de no disponer de una de estas mesas, resultará que, al aproximar la silla, los reposabrazos frenarán el avance al topar con el tablero de la mesa. Si esto ocurriera y quisiéramos salvar el espacio existente entre el tronco del RI y el tablero para poder aproximar más el perro al RI, colocaremos una superficie de madera que se apoye lateralmente en los reposabrazos y encima de la mesa.

Una vez situado el RI, tendremos las distintas PCC en función de cómo ubicamos al perro-manta sobre la mesa: alineado o perpendicular al RI.

Las describiremos a continuación:

PCC.12-PM alineado con el RI en esfinge cefálica
PCC.13-PM alineado con el RI en esfinge caudal
PCC.14-PM alineado con el RI en decúbito supino cefálico
PCC.15-PM alineado con el RI con dos soportes externos
PCC.16-PM perpendicular al RI en tumbado ventral
PCC.17-PM perpendicular al RI en tumbado dorsal

Todas y cada una de estas PCC se han realizado con gran éxito tanto para todos los componentes del equipo.

Beneficios generales

El hecho de incorporar una superficie de apoyo para esta PCC permite

- Aproximar cómodamente el perro al RI
- Facilitar la interacción entre el RI con el perro
- Permitir una posición relajada para el perro
- No cargar el peso del perro sobre el RI
- Mejorar el control cefálico y de tronco del RI
- Utilizar mejor las extremidades superiores por parte de RI

PCC. 12
PM alineado al RI en esfinge cefálica

Descripción de la PCC

En esta PCC encontramos al perro y al RI situados uno frente al otro, pero guardando una distancia entre ambos.

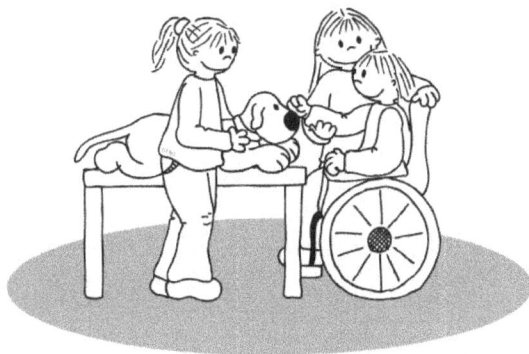

Objetivo de la PCC

Facilitar la interacción visual entre ambos, sin que el RI deba ejercer un gran control sobre el tronco o la cabeza.

Ubicación y funciones del equipo

Posición y función del perro

Para poder iniciar la PCC, colocaremos una mesa estable encarada por su parte más estrecha a la silla de ruedas del RI (si es posible, utilizar una mesa en U, cuya apertura escotada permite al niño estar totalmente aproximado a la mesa). Ante la orden verbal o gestual del TIA, el perro subirá a la mesa de forma controlada por el extremo opuesto al que se encuentra el RI.

Debemos tener presente que el ascenso del perro a la mesa no debe sobresaltar al RI. Hay distintas opciones, según las características de nuestro perro: hacerlo subir por una silla lentamente y a la orden, subirlo en brazos o que ya se encuentre sobre la mesa cuando el RI se aproxime.

Desde la parte más alejada de la mesa, el TIA mandará echarse al perro, de forma tal que quede alineado con el RI. Adaptándose a las características del perro y de la mesa, el TIA aproximará al animal arrastrándolo, o bien dando la orden de "rastra", hasta que quede a la distancia que el PI considere oportuna.

El perro deberá mantenerse quieto en posición de esfinge, de cara al RI e interactuando con él por el tiempo que dure esta PCC.

Posición y función del TIA

El TIA colocará al perro en posición de esfinge delante del RI y se ubicará a un costado de la mesa, del lado opuesto al PI, controlando la parte anterior del cuerpo del perro y facilitando la interacción entre el perro y el RI en función de la demanda del PI.

Por ejemplo:

• Mediante luring o target al dedo, guiará la visión del perro para que establezca contacto visual con el RI.
• Facilitará que el perro sacuda la cabeza (SÍ,NO) como respuesta a una acción del RI.
• Controlará que se produzca una correcta toma y entrega de objetos por parte del perro.
• Moverá la cola del perro para estimular la visión a lo lejos del RI.

Asimismo, debe evitar que se produzcan lametones pues resulta impactante para RI.

La parte media y posterior del perro en esta PCC queda poco atendida; no obstante lo cual, el TIA debe evitar que el perro la mueva a su antojo.

Posición y función del PI

El PI, situado al otro lado del TIA o detrás de la silla del RI, facilitará el movimiento de los miembros superiores del RI con el fin de alcanzar los objetivos terapéuticos previamente establecidos.

Deberá tener la certeza de que dispone con absoluta tranquilidad de la cabeza del perro, de sus patas delanteras y de su habilidad de tomar y dar objetos. De esta forma, podrá variar los ejercicios en función de las necesidades del RI.

Posición y función del RI

Le comentaremos que se lo aproximará a una mesa en la que podrá jugar con un perro y darle de comer.

Básicamente realizará un trabajo de los miembros superiores, el tronco y la cabeza, pues sus miembros inferiores estarán debajo de la mesa.

Es muy importante tener presente en todo momento que, aunque nosotros sepamos que nuestro perro de terapia es un excelente perro-manta y que tiene un carácter formidable, la gente debe conocerlo primero, debe confiar en él y tener la certeza de que todo está controlado. Por ello, debemos saber transmitir la seguridad que tenemos en nuestro equipo y, además, hacer una aproximación lenta y lograr una posición segura que dé confianza al RI.

Ejercicios prácticos

Para los miembros inferiores

Esta PCC no contempla el trabajo de los miembros inferiores.

Para la estimulación cognitiva o sensorial

ENTREGA DE PELOTAS

El PI colocará los distintos objetos con los que vamos a trabajar en distintos puntos del espacio, para que el RI los recoja o los mire. O bien, pueden estar dentro de un recipiente entre las patas del perro para que el RI los tome directamente para entregárselos al perro.

El perro-manta, en posición de esfinge, esperará pacientemente a que el RI le entregue el objeto en la boca o, bajo la orden del TIA, cogerá suavemente el objeto de la mano del RI, según la consigna que el PI haya manifestado previamente.

Podemos incrementar la dificultad del ejercicio colocando bajo la pata del perro la pelota o el objeto que deberá entregarle el RI. Entonces, en función de las capacidades del RI, cuando este mire el objeto o lo tome con sus manos, el perro lo tomará con la boca. Es importante la coordinación entre el TIA y el PI para que el perro realice lo pactado y esperado por el RI.

Para los miembros superiores

RELAJACIÓN DE LA MANO

El objetivo de este ejercicio es relajar la mano espástica de RI.

Este ejercicio está pensado para las sesiones avanzadas, en las que todo el equipo tiene experiencia y confianza en el perro, en sus habilidades y sus capacidades. Por otro lado, hay que tener en cuenta que no todos los perros-manta son aptos para realizarlo, así que debemos ser sumamente responsables a la hora de proponerlo.

Colocaremos al perro en posición de esfinge frente al RI. El TIA estará al lado del perro, a la altura de la cabeza, con una mano sobre la nuca del perro-manta y la otra por debajo del maxilar inferior.

El PI acompañará la mano del RI delante de la boca del perro para que mediante su lamido intenso y prolongado, el RI experimente una sensación placentera a la vez que vaya relajando su mano.

CALENTITO, CALENTITO

La actividad tiene como propósito mejorar el tono de los miembros superiores espásticos o extremadamente parésicos (inmóviles). Con el perro situado frente al RI, el TIA y el PI colocarán uno o ambos brazos del niño debajo del perro. ¡Qué calorcito!, el peso, el calor y la propiocepción que le producirá el cuerpo del perro, ayudarán a relajar los brazos del RI y a aumentar sus sensaciones.

Después de un tiempo, podemos sacarlos y hablar con el RI de las sensaciones experimentadas y proponerle tocar (con los brazos bien relajados) la cabeza del perro.

Cabeza y tronco

COLLAR DE PERLAS

Con el perro colocado frente al RI y en posición de esfinge, el TIA ubicará la cabeza del perro en posición de head down, a la altura óptima para el RI. El juego consiste en que el RI deberá construir una torre de aros de peluche sobre la cabeza del perro.

Para obtener el aro, primero deberá mirarlo y, si puede, tomarlo y colocarlo sobre los demás con la ayuda necesaria del PI y del TIA. En el momento indicado, pactado entre el PI y el TIA, el perro sacudirá la cabeza y la torre se desarmará.

El trabajo en equipo es importante aquí y en cualquier otro ejercicio ya que ni los perros ni nosotros somos máquinas infalibles. Cualquier contratiempo, siempre que no ponga en riesgo la integridad del RI, con imaginación, buena voluntad y alegría puede convertirse en un elemento enriquecedor y divertido para el RI.

En este caso, si el perro mueve la cabeza antes de tiempo, será como si él tuviera criterio propio, como si quisiera opinar durante el juego. Esto, puntualmente, puede enriquecer la sesión.

PCC. 13
PM alineado al RI en esfinge caudal

Descripción de la PCC

Esta PCC es similar a la anterior representada en el ejercicio 12 pero, en este caso, la parte posterior del perro es la más cercana al RI.

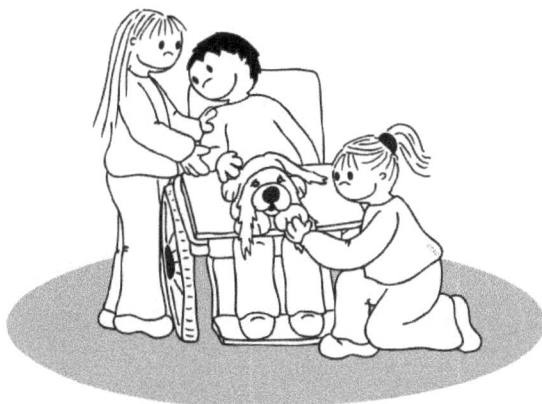

Objetivo de la PCC

Es que el RI disponga de una amplia superficie (la grupa y el lomo) para acariciar con cierta precisión. Esta es la principal diferencia entre esta PCC y la PCC.12, en la que el RI sólo puede acariciar la cabeza.

Ubicación y funciones del equipo

Posición y función del perro

El perro, sobre la mesa, se colocará alineado, dándole la espalda al RI y relativamente cerca de él. Deberá permanecer relajado y quieto mientras el RI acaricia la cola, la grupa y el lomo.

Durante una sesión con un perro-manta, pasaremos de una PCC a otra manipulando al perro, sin necesidad de iniciarlo desde la posición de pie. En este caso pasaríamos de la PCC.12 a la PCC.13 sujetando al perro de forma estable por el lomo y girándolo 180 grados sobre sí mismo y en la dirección de las agujas del reloj.

Posición y función del TIA

Se colocará a un lado de la mesa a la altura del tórax del perro, aproximadamente. De esta manera podrá mantener quieto al perro-manta, controlar la cabeza y movilizar la cola en dirección al RI, en caso de ser necesario.

Posición y función del PI

Al igual que en la PCC del ejercicio 12 el PI, se ubicará del lado opuesto al TIA, ayudando o controlando el trabajo del RI.

Posición y función del RI

Sentado cómodamente en la silla de ruedas, se aproximará a la mesa en donde esperará que el perro se sitúe frente a él. Es importante que antes de iniciarse la postura, el RI pueda saludar al perro de frente y no iniciemos la PCC sin la previa presentación y el contacto visual.

Ejercicios prácticos

Para los miembros inferiores

En esta PCC no se contemplan ejercicios para el trabajo directo de los miembros inferiores.

Para la estimulación cognitiva o sensorial

CORREAS DOGGY WALKING CTAC

El objetivo del juego es colocarle al perro una correa para salir a pasear. La dificultad de la actividad reside en que la correa está separada en trozos y, para poder pasear al perro, el RI deberá juntarlos.

Engancharemos la parte del mosquetón al collar del perro-manta. Las partes restantes se colocarán por debajo del cuerpo del perro o bien quedarán en poder del PI. EL RI unirá las distintas partes y, finalmente, bajaremos al perro de la mesa para que dé una vuelta con el RI.

Podemos incrementar la complejidad del ejercicio colocando dos o más correas en el mismo collar. Así, el RI deducirá cuál es el anclaje correspondiente para cada trozo de correa.

Para los miembros superiores

UN BUEN CEPILLADO

Propondremos al RI que cepille al perro realizando largos recorridos desde la cabeza hasta la grupa del perro utilizando ambas manos.

PAÑUELOS DE COLORES

El TIA colocará un pañuelo largo por debajo del cuerpo del perro, por dentro del collar o alrededor de una parte del cuerpo del perro-manta (cuello, pata, etc.). Pediremos al RI que lo estire para poderlo sacar, con la ayuda del TIA y del PI o sin ella.

Cabeza y tronco

APAREAR IMAGENES

Dispondremos de un objeto y de una lámina o fotografía con la imagen de dicho objeto; por ejemplo, una lámina de una pelota y la pelota real. El PI enseñará al RI una de las imágenes y, a continuación, el RI buscará el objeto sobre el cuerpo del perro y lo tomará con sus manos.

PCC.14
PM alineado al RI en decúbito supino cefálico

Descripción de la PCC

En esta PCC el perro se encuentra tumbado boca arriba, con la parte posterior más próxima al RI.

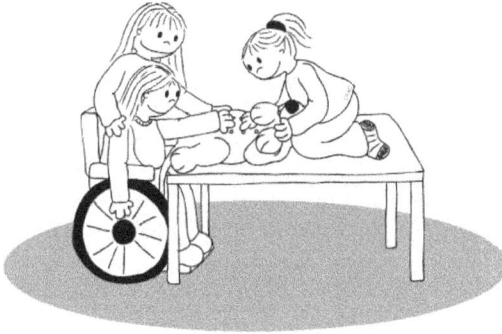

Objetivo de la PCC

Disponer de una superficie poco usual para interactuar con un perro, muy rica en estímulos sensoriales y con ciertas connotaciones emocionales (la barriga, el pecho y las mamas, en el caso de un perro-manta hembra).

Ubicación y funciones del equipo

Posición y función del perro

A menudo, al observar nuestro equipo de perros de terapia, nos preguntan si son todas hembras y si ellas son mejores para esta actividad, hablan del instinto, etc. Nosotros les respondemos que lo más importante no es el sexo o la raza del perro, sino que el individuo tenga las aptitudes y las actitudes que lo hagan ser feliz mientras realiza este trabajo al lado del TIA.

Sin embargo, es cierto que –durante las PCC– las hembras generan menos contratiempos que los machos, simplemente por la ubicación del aparato genital en unas y en otros. Si la PCC deja al descubierto el aparato genital masculino, este se convierte en un fuerte elemento de distracción, además de que es difícil mantenerlo limpio de secreciones.

Ahora, si tenéis un buen perro-manta y da la casualidad de que es macho, obviamente continuáis teniendo un tesoro perruno en vuestras manos, así que habréis de encontrar una solución para que el aparato genital ocasione las menores molestias posibles durante la sesión (un pañuelo es una buena idea) y procuraréis por el bienestar del perro para que en ningún momento, sin querer, lo lesionen o molesten.

Pediremos al perro que suba sobre la mesa y que se tumbe de lado. Suavemente lo colocaremos en posición de 'barriguita'. Lo haremos manipulándolo pues a muchos perros les puede resultar estresante colocarse a la orden en posición de 'barriguita' a cierta altura del suelo.

Tendremos al perro tumbado boca arriba sobre la mesa, con la parte trasera en un extremo de la mesa y la cabeza en el extremo opuesto. Las patas posteriores del perro descansarán por debajo de los brazos del RI y las delanteras estarán relajadas hacia arriba, sobre su pecho.

El perro deberá permanecer en esta posición de forma relajada durante el tiempo que dure la PCC.

Posición y función del TIA

Como podemos suponer, el trabajo del TIA será relevante en esta PCC pues deberá velar tanto por el bienestar físico y psíquico del perro como por el del RI. Luego de colocar al perro boca arriba, esperará a que el PI aproxime al RI hacia la mesa y posteriormente el PI y el TIA trabajarán para introducir los pies del perro debajo de las axilas del RI. De esta manera, no existirá la posibilidad de que una de las patas dañe el rostro o el cuello del RI y, además, el RI se beneficiará de la fuerza ascendente que imprimirán las patas del perro.

El TIA, colocado a un lado de la mesa, se ubicará cerca de la cabeza del perro o, aún mejor, se subirá sobre la mesa, situándose en cuclillas con la cabeza del perro entre sus rodillas para controlar las patas delanteras, el rostro del perro, y que el perro no se tumbe de lado al cabo de un rato. En todo momento, deberá estar atento a la zona abdominal del perro para que no se produzca ningún incidente.

Además de procurar por el bienestar físico del perro y de mantener la PCC, el TIA puede manipular la cabeza del perro moviendo el rostro del animal hacia arriba (para que el RI pueda verle la cara) y mover las patas delanteras para premiar o llamar la atención del RI.

El TIA guiará al RI cuando descubra las nuevas texturas y sensaciones y podrá verbalizar los sentimientos del perro con el fin de motivar al RI.

Posición y función del PI

Se ubicará a un lado de la mesa para guiar al RI en la realización del ejercicio. En esta PCC, es importante que el PI procure que las patas traseras del perro no se salgan de debajo de las axilas de RI, pues podrían dañarle el rostro. Con el TIA ayudará a vigilar la zona abdominal del perro para que éste tampoco resulte lastimado.

Posición y función del RI

Sentado cómodamente en su silla de ruedas, se aproximará a la mesa hacia la zona caudal del perro que estará tumbado boca arriba. Extendiendo las manos tendrá una amplia superficie para acariciar llena de estímulos poco conocidos. Más lejos, estarán las patas delanteras y el rostro del perro.

Ejercicios prácticos

Para los miembros inferiores

En esta PCC no se contemplan ejercicios para el trabajo directo de los miembros inferiores.

Para la estimulación cognitiva o sensorial

SIENTE MI BARRIGA

El objetivo de la actividad es que el RI acaricie al perro o mantenga las manos abiertas sobre el abdomen del perro. La temperatura elevada del abdomen y el vínculo afectivo con el animal son dos factores que propician el éxito del ejercicio.

Otra de las zonas que estimula la apertura de las manos es la zona de unión del tórax con la cavidad abdominal.

Para los miembros superiores

CAMINITO DE PREMIOS

Colocaremos premios sobre la barriga del perro repartidos al azar o siguiendo una línea hasta el pecho. El RI deberá recogerlos y dárselos al perro en la boca, mientras el TIA ayuda al perro-manta a acercar la cabeza para comerlos.

CAMINITOS DE ESPUMA

Colocaremos espuma para perros sobre el abdomen del perro-manta y le pediremos al RI que recorra la barriga del perro dejando caminitos en la espuma.

Cabeza y tronco

PULSERAS DE COLORES

El perro estará tumbado boca arriba y el TIA en cuclillas, con la cabeza del perro-manta sobre su falda, sosteniendo con las manos las patas del perro por los codos. Animaremos al RI a colocarle pulseras de colores en sus patas. Para empezar, el PI le mostrará una pulsera, el RI deberá mirarla y tomarla, con ayuda del PI o sin ella. Luego, el TIA llamará su atención moviendo la pata del perro para que coloque en ella la pulsera.

PCC. 15
PM alineado al RI con dos soportes externos

Descripción de la PCC

En esta PCC el perro-manta reposará apoyando parte del cuerpo sobre el RI y parte, sobre el tablero de una mesa.

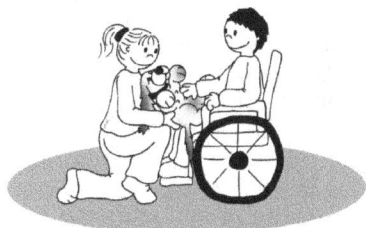

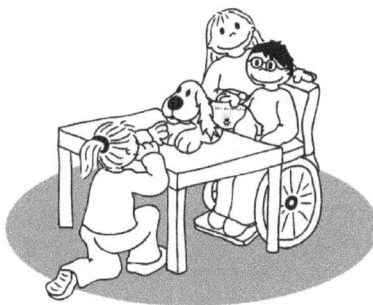

Objetivo de la PCC

Proporcionar al RI una amplia superficie de trabajo inclinada, contacto con el perro y una sensación de propiocepción (peso, calor, contacto) en los miembros inferiores.

Ubicación y funciones del equipo

Posición y función del perro

Una vez que el perro esté situado sobre una mesa amplia y firme, deberá tumbarse y observar atentamente al RI mientras este –con ayuda o sin ella– se aproxima a la mesa por la parte más estrecha del tablero.

Con la silla de ruedas frenada, manipularemos al perro girándolo sobre sí mismo 180 grados de manera tal que quede alineado con el RI, con la cabeza en la parte más alejada y la grupa próxima a aquel.

El perro –con ayuda del TIA y bajo la supervisión del PI– posará los cuartos traseros sobre la falda del RI, mientras que los miembros inferiores rodean los del RI y apoya los pies en el asiento de la silla. Por otro lado, apoyará los miembros superiores sobre el tablero de la mesa.

Una vez que el perro esté colocado y su postura sea aprobada por el equipo, el perro no deberá moverse. Si lo hiciera, se deberá volver a comprobar su colocación para que no exista ningún punto de presión que incida directamente sobre los muslos del RI.

Posición y función del TIA

El TIA mantendrá al perro tumbado y atento mientras el RI se aproxima a él. A continuación, se realizarán distintas maniobras:

1. Rotar al perro sobre su eje vertical. Para ello, el TIA colocará una mano a la altura de la escápula del perro y la otra al lado opuesto, a nivel de la pelvis, imprimiendo a la vez un giro que facilite el movimiento del perro.

2. Recolocar al perro en posición de esfinge sin que este se incorpore de nuevo. El TIA deslizará el antebrazo por debajo del abdomen del perro mientras reubica la cadera con la otra mano.

3. Colocar las patas del perro alrededor del RI. El TIA sostendrá en el aire el cuerpo del perro por encima de la vertical de la falda del RI levantándolo con el antebrazo a la altura del abdomen. Mientras tanto, con la otra mano colocará los miembros inferiores del perro a ambos lados de los muslos del RI y las patas bien apoyadas sobre el asiento de la silla del RI.

4. Sentar al perro sobre la falda del RI, bajo la supervisión del PI. Una vez que las patas estén bien colocadas, el TIA hará descender al perro hasta que este quede bien ubicado sobre la falda del RI.

Cuando la posición del perro sea la indicada, el TIA puede quedarse al lado del perro para facilitar la interacción entre este y el RI, o bien puede ponerse de cuclillas sobre la mesa y situarse frente al animal para imprimirle un movimiento vertical a la cabeza del perro.

De esta manera, pueden incluirse algunos ejercicios para involucrar la parte anterior del perro en la sesión. Por ejemplo: de la boca del perro sale una pelota que se desliza desde la cabeza en dirección a la grupa, hasta que el RI la intercepte.

Posición y función del PI

El PI se colocará del lado del RI que sea más oportuno para el trabajo terapéutico y, a partir de ese momento, el TIA se situará del lado opuesto para proceder a colocar al perro sobre el RI. El PI deberá supervisar la colocación del perro deslizando su mano por debajo de los cuartos traseros, para que no exista ningún punto de presión sobre la falda del RI.

Una vez que la colocación del perro sea la correcta el PI se ubicará preferentemente detrás del RI (si la silla lo permite) para facilitar el movimiento de los miembros superiores.

Esta PCC estimulará al RI a que extienda sus miembros superiores para acariciar, cepillar o abrazar el cuerpo del perro con la ayuda del PI o sin ella.

Posición y función del RI

El RI tendrá la posibilidad de mantener al perro sobre su falda e interactuar con él mientras éste reposa tranquilamente sobre los miembros inferiores.

Ejercicios prácticos

Para los miembros inferiores

DÉJAME SENTARME SOBRE TU FALDA

Pensado para aquellos RI que tienen movimientos disquinéticos de los miembros inferiores. Le podemos comentar al RI que existe la posibilidad de que el perro de siente sobre su falda, pero que, para eso, deberá estar lo más quieto posible. Cada vez que el RI se mantenga quieto apoyaremos al perro sobre su falda. El calor, el tacto y la presión del perro ayudarán al RI a conseguir el objetivo.

Para la estimulación cognitiva o sensorial

SÁCAME LAS PEGATINAS

Pondremos sobre el lomo del perro una gran cantidad de pegatinas y le pediremos al RI que con sus manos o con un cepillo los retire. En el caso de que el RI tenga poca movilidad en los miembros superiores, probaremos la siguiente técnica. Se extenderán los miembros superiores del RI sobre el lomo del perro y se colocarán las manos del RI cerca de la cruz. Por la propia fuerza de la gravedad, las manos tenderán a deslizarse por el lomo del perro y, así, resultará fácil que cada vez que las pase por encima de una pegatina, esta se despegue.

Además de ofrecernos una amplia superficie del lomo para poder interactuar, esta PCC también le permitirá al RI acariciar al perro por zonas poco usuales de forma activa y voluntaria y, por lo tanto, percibir texturas nuevas o poco conocidas como, por ejemplo, el interior de los muslos, el abdomen, las axilas.

¿DÓNDE LO PONGO?

Ofreceremos al RI diferentes diademas, grandes y vistosas, para colocarle al perro. Antes de hacerlo, deberá decir si la pondrá en la cabeza (arriba), en la grupa (abajo), en la pata (derecha o izquierda). Nos podemos ayudar con pictogramas.

Otra variante sería que el PI o el TIA le hicieran la propuesta: "Debes poner la diadema rosa, arriba…"

Para los miembros superiores

DECORA MI COLLAR

Antes de realizar este ejercicio deberemos preparar:

1-Body perruno decorado con tiras de velcro. Es un traje que se mantiene firme sobre el lomo del perro sin deslizarse, sobre el cual hemos cosido unas tiras de velcro.

2- Collar decorado con una tira de velcro en su lado exterior.

Una vez colocado el traje y el collar y ubicado el perro en dicha PCC, podremos pegar figuras sobre el body con la ayuda del velcro. El RI deberá dirigir la mano hacia las figuras pegadas sobre el lomo. Cuando las tenga, llevarlas hasta al collar del perro y decorarlo con ellas.

Cabeza y tronco

ABRÁZAME

Facilitaremos que el RI relaje el tronco sobre el lomo del perro y lo estimularemos para que rote la cabeza de un lado hacia el otro, superando el lomo del perro. Cada vez que lo realice correctamente, le entregaremos premios para que después se los obsequie al perro.

A continuación, lo motivaremos para que se incorpore y repose la espalda en el respaldo de la silla y observe cómo el TIA entrega los premios ganados al perro. El TIA colocará el premio sobre la cabeza del perro y –cuando el RI lo esté mirando– dará la orden para que el perro levante el hocico y se coma el premio.

PCC. 16
PM perpendicular al RI en tumbado ventral

Descripción de la PCC

En esta PCC, el perro se coloca sobre la mesa en posición de tumbado lateral.

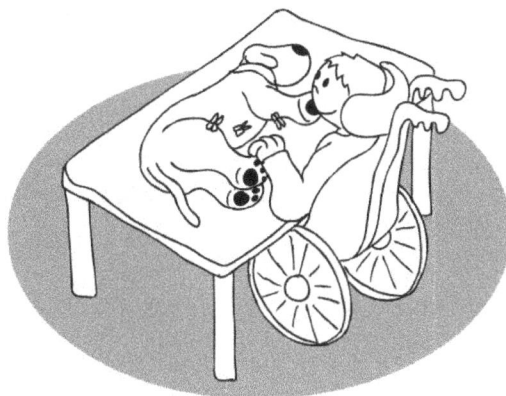

Objetivo de la PCC

Crear un ambiente de trabajo para el RI en el que se sienta arropado por el perro, a la vez que dispone de un plano inclinado (pupitre perruno) para poder trabajar.

Ubicación y funciones del equipo

Posición y función del perro

Si el RI se encuentra próximo a la mesa de trabajo, el perro se subirá utilizando una silla con el fin de no sobresaltar al RI o, si se prefiere, el TIA lo tomará en brazos y lo depositará suavemente sobre la mesa y perpendicular al RI. Luego, bajo la orden gestual o mediante la manipulación del perro, este se deberá echar y, a continuación, tumbarse.

Esta PCC de tumbado ventral se caracteriza por que el RI queda encarado con el abdomen y con el tórax del perro, mientras que los brazos se ubican en el espacio comprendido entre las patas anteriores y las posteriores del perro-manta.

El perro deberá mantenerse quieto y relajado en esta posición mientras dure el ejercicio; dejándose manipular en todo momento por el TIA quien posiblemente pueda realizar alguna de las siguientes maniobras:

1. Tomar con ambas manos la cabeza del perro levantándola y rotándola suavemente para que el RI le dé un premio o le vea el rostro.
2. Mover las patas anteriores o las posteriores para aproximarlas al RI para interactuar con él.
3. Movilizar la cola del perro para llamar la atención del RI o para acariciarlo.

Una de las muchas ventajas de esta PCC es el área y la superficie de trabajo que ofrece el perro frente al RI: un espacio cálido y vinculante, muchos lugares en dónde poder esconder objetos propios al desarrollo de la actividad y, sobre todo, el plano inclinado de la parte lateral del cuerpo del perro, repleto de estímulos y posibilidades.

Esta PCC no resulta estresante ni intimidante para el perro, a la vez que aporta interacción, por esto se convierte en una PCC fácilmente aceptada para iniciar las sesiones de IAA.

Posición y función del TIA

Existen dos posibles ubicaciones para el TIA. La más habitual es que se coloque delante del RI, al lado opuesto de la mesa con ambas manos sobre el lomo del perro. Sin embargo, si el PI ocupa ese lugar, el TIA estará al lado del RI, junto a la cabeza del perro.

La función del TIA es procurar que el perro esté en buenas condiciones físicas y psíquicas. El TIA deberá estar muy atento todo el tiempo y prever posibles interacciones inadecuadas del RI, debidas a su cuadro clínico, hacia el perro.

Esto no significa crear una barrera entre el RI y el perro para evitar la interacción o sobreproteger con alarmismo al perro; pero sí supone que el TIA deberá anticiparse a cualquier situación que pueda afectar negativamente al perro, para poder intervenir a tiempo y evitar que el animal la reciba de forma directa.

Este punto es complejo de explicar; nos vamos a detener un momento para clarificar los distintos aspectos.

Por un lado, el TIA es el responsable en todo momento del bienestar físico y psíquico del animal, de la integridad y felicidad de su compañero de trabajo, de su perro. De él depende que el perro-manta pueda continuar realizando una labor increíble y beneficiando a muchos RI.

Si no lo atiende correctamente o no vela por su seguridad, el perro entrará en un proceso de estrés negativo y no será capaz de realizar su tarea con el temple necesario; repercutirá negativamente en el ambiente de trabajo y en la seguridad de la sesión. Por lo tanto, no se darán las condiciones adecuadas para proseguir con las sesiones de PCC con ese perro y el responsable habrá sido el TIA.

Por otro lado, si el TIA es demasiado protector de su perro, si no tiene la confianza en el manejo o no confía en sí mismo y en el trabajo que está realizando, adoptará una actitud demasiado cautelosa que distanciará al RI del perro y no favorecerá ni la creación del vínculo ni el trabajo entre el RI y el perro-manta.

El PI deberá explicarle al TIA anticipadamente las características propias de cada RI para que el TIA antes de la sesión pueda resolver las dudas y plantear su intervención. Por ejemplo, el PI comenta la propensión de esa persona a cerrar con fuerza la mano ante un estimulo táctil.

Si deseamos que el RI acaricie al perro, en primer lugar, escogeremos cuál es la mejor parte del cuerpo para hacer la interacción: la pata, el lomo, el tórax, etc. En segundo, el PI dará las consignas y ayudas oportunas; y en tercero, el TIA (si bien no evitará que el RI acaricie al perro) tendrá ambas manos cerca de él para tensar el cuero y también tendrá el tiempo suficiente como para colocar rápidamente su mano o su dedo debajo de la mano del RI, en el caso de que este fuera apretar la piel del perro.

La profesionalidad del TIA, la concentración durante la sesión, la experiencia y el vínculo con su perro lo llevará a saber anticiparse y prever. Es importante que, siempre que vayáis a realizar una IAA utilizando una PCC, tengáis confianza en vosotros mismos y en vuestro equipo.

Posición y función del PI

Se situará al lado o detrás del RI facilitando o guiando la actividad terapéutica o se sentará al lado opuesto de la mesa, frente al RI, para trabajar otros aspectos como el contacto visual, el seguimiento de consignas, etc.

Posición y función del RI

El RI estará sentado en su silla frente a la parte más amplia de la mesa con el vientre del perro frente a él.

Ejercicios prácticos

Para los miembros inferiores

En esta PCC no se contemplan ejercicios para el trabajo directo de los miembros inferiores.

Para la estimulación cognitiva o sensorial

LA ALMOHADA

Acercaremos al perro al RI para que este repose las manos sobre el tórax o el vientre del perro y también apoye la cabeza para escuchar los latidos del corazón y la respiración del animal.

IDENTIFICAR COLORES

El PI se ubicará del lado opuesto al RI, para que este lo pueda ver, mientras que el TIA estará al lado del RI, para supervisar y controlar la cabeza y el cuerpo del perro-manta. Antes de iniciar el ejercicio, el TIA colocará unas pinzas de colores repartidas por el cuerpo del perro, siguiendo las consignas del PI. Luego el PI le mostrará al RI una lámina de un color determinado y el RI deberá tocar o sacarle al perro las pinzas de ese color.

Para los miembros superiores

TIRAR DEL PAÑUELO

El TIA pasará un pañuelo por debajo del tronco del perro y se colocará al lado del RI. Este y el PI estarán uno a cada lado del perro tirando para recuperar el pañuelo. El TIA animará la partida mientras vigila que el perro no se mueva ni que el roce le haga daño.

TE VOY A DECORAR

El TIA colocará sobre el perro un arnés estrecho con pequeños puntos de velcro. El PI situado delante del RI irá señalando pequeños objetos o medallas con otro punto de velcro.

El RI deberá tomarlos y adherirlos al arnés del perro. Los objetos pueden estar relacionados con referentes estacionales (hojas en otoño, flores en primavera,...).

Cabeza y tronco

TORRE DE PIEZAS ESCONDIDAS POR EL CUERPO

El perro estará en posición de tumbado lateral. Repartiremos piezas de una torre alrededor del cuerpo del perro o sobre éste: detrás del lomo, debajo de una pata, delante del abdomen, sobre la cabeza, etc. El PI, sentado al lado del RI, lo animará para recoger las distintas piezas y colocarlas sobre el lomo del perro formando una torre o una fila.

PCC. 17
PM perpendicular al RI en tumbado dorsal

Descripción de la PCC

En esta PCC, el perro se coloca sobre la mesa en posición de tumbado dorsolateral.

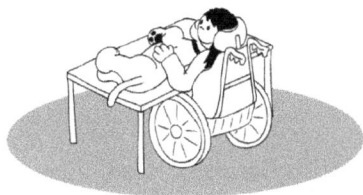

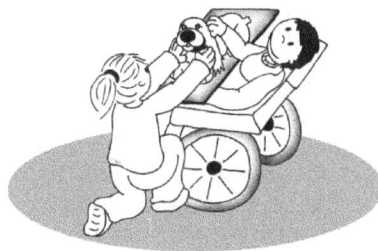

Objetivo de la PCC

Brindar una superficie de trabajo elevada y horizontal para que el RI pueda trabajar con el perro-manta.

Ubicación y funciones del equipo

Posición y función del perro

A diferencia de la anterior PCC.16, el perro no mostrará al RI el vientre, sino el lomo. Además, la cabeza y la cola del perro se encontrarán más cerca del RI que las patas que estarán del lado opuesto al RI.

Podemos realizar algunas pequeñas variaciones de esta PCC con el fin de incrementar la altura o dirección del plano de intervención:

• Colocar al perro en posición de esfinge con el fin de elevar la superficie de trabajo (ver figura en la descripción de la PCC).
• Colocar al perro en posición de cuadrupedia para elevar aún más el plano de intervención.
• Colocar al perro en posición de sentado para lograr un plano inclinado.

Posición y función del TIA

Al igual que en la PCC.16, el TIA estará a un lado de la mesa en función de dónde se coloque el PI.

En esta PCC la cavidad blanda del perro se encuentra resguardada; no así la cabeza ni la cola; por lo tanto, el TIA deberá velar por ellas.

Posición y función del PI

En función del ejercicio el PI se colocará frente o al lado del RI guiando o supervisando los movimientos del RI.

Posición y función del RI

Sentado en la silla y cerca de la mesa en la que se encuentra el perro. El lomo del animal estará próximo al tórax del RI. Esta PCC permite que el RI eleve las manos o los miembros superiores separándolos de su cuerpo; a la vez que dispone de una amplia superficie sin que el RI se sienta presionado por sentirse arropado por el cuerpo del perro.

Ejercicios prácticos

Para los miembros inferiores

En esta PCC no se contemplan ejercicios para el trabajo directo de los miembros inferiores.

Para la estimulación cognitiva o sensorial

CEPILLADO ENTRE PUNTOS

Le propondremos al RI que cepille desde un punto hasta otro, señalados con adhesivos de colores sobre el lomo del perro. Cada vez separaremos un poco más los dos puntos para incrementar la dificultad.

ARRIBA, ABAJO

Con el perro en posición de sentado (ej.17c), le pediremos al RI que coloque un adhesivo o una pinza sobre el lomo del perro: más cerca de la cabeza (arriba) o más cerca de la grupa (abajo).

Podemos complicar el ejercicio añadiendo indicadores de color: la pinza roja, arriba; etcétera.

Para los miembros superiores

PASAR POR EL ARO

Ya es hora de introducir al segundo perro-manta. Normalmente, en las sesiones de IAA con PCC, trabajaremos con dos perros-manta de distinto tamaño.

Uno de tamaño grande que actuará como perro-manta (PM-A) de soporte y no realizará habilidades ni desplazamientos y un segundo perro-manta (PM-B) más pequeño que podrá servir de soporte, pero por lo general estimulará y motivará al RI.

En este ejercicio, le pediremos al RI que coloque las manos o los antebrazos sobre el tronco del perro-manta A y que, además, sostenga un aro pequeño (que estará apoyado sobre la mesa y sobre el vientre del perro para facilitarle la tarea al RI). Una vez que el RI tenga el aro bien sujeto, el perro B pasará con suavidad por dentro del aro, a la orden del RI (con la "ayuda" del TIA).

TE PONEMOS PANTALONES

Con el perro en cuadrupedia (ej.17b), le daremos al niño unas telas rectangulares que puedan quedar fijadas con velcro.
El RI deberá tomarlas con ambas manos y colocárselas en las patas del perro para ponerle unos simpáticos pantalones.

Cabeza y tronco

HABILIDADES

Sujetaremos con pinzas unas tarjetas de habilidades caninas sobre el lomo del perro-manta. A medida que el RI las señale con el dedo o la mano, el perro pequeño realizará dichas habilidades sobre la mesa bajo la atenta mirada del RI.

Capítulo 4

PCC Con el usuario sentado en el suelo

Existe gran cantidad de ejercicios que podríamos realizar junto a un perro cuando el RI se encuentra sentado en el suelo. Sin embargo, en este libro vamos a tratar aquellas posturas en las que existe una estrecha compenetración y contacto entre el perro manta y el RI y, a continuación, veremos distintos ejercicios que podremos aplicar.

Es importante estudiar el tipo de superficie sobre la que vamos a desarrollar la actividad y el grado de soporte que necesita el RI.

En función de cómo coloquemos al perro en relación con el RI, tendremos las siguientes PCC:

PCC. 18- PM alineado al RI en echado caudal
PCC. 19- PM alineado al RI en decúbito supino cefálico
PCC. 20- PM perpendicular al RI en tumbado ventral
PCC. 21- PM perpendicular externo al RI
PCC. 22- PM paralelo externo al RI
PCC. 23- PM encima del RI

Beneficios generales

El hecho de que el RI esté sentado en el suelo junto al PM va a ser beneficioso para:

- Estimular la sedestación
- Estimular el control del tronco
- Estimular el control de la cabeza
- Favorecer el trabajo bimanual

PCC.18
PM alineado con el RI en echado caudal

Descripción de la PCC

En esta PCC, el perro manta estará echado en posición de esfinge entre las piernas extendidas del RI. Entre las dos posibles orientaciones, en CTAC hemos optado por la dirección caudal/cefálica (de cola a cabeza) y desaconsejamos la céfalocaudal por la proximidad que existiría entre el hocico del perro y las ingles del RI.

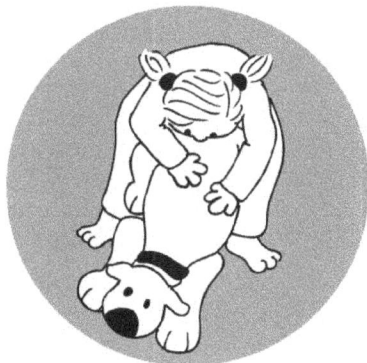

Objetivo de la PCC

Trabajar tanto los músculos aductores y flexores de los miembros inferiores del RI como en el control del tronco.

Ubicación y funciones del equipo

Posición y función del perro

Mientras el RI se dispone a sentarse en el suelo (con la ayuda del PI), el perro manta estará sentado delante de él, a la espera de que este se ubique para así poder echarse justo frente a él.

Bajo las consignas del terapeuta, el TIA manipulará al perro para colocarlo entre las piernas extendidas del RI. Allí, el perro se mantendrá quieto y en contacto directo con los miembros inferiores mientras el RI interactúa con él.

Para realizar cualquier cambio en la PCC, será indispensable sacar al perro de entre las piernas del RI empujándolo suavemente por el tronco. Si el PI decide manipular al RI, el perro se mantendrá quieto para no interferir.

Si procediéramos a colocar al perro en posición de esfinge céfalo caudal, resultaría que el hocico del perro incomodaría al RI; al tener la cabeza tan cerca, sería más probable que el RI realizara algún movimiento inoportuno hacia el perro y, por último, no dispondríamos de forma tan próxima de una amplia superficie de contacto entre ambos.

Posición y función del TIA

El TIA sentará y echará al perro siguiendo el movimiento del RI y, posteriormente, rotará al perro 180 grados sobre su eje vertical hasta que la grupa del perro quede próxima al RI y la cabeza cerca del TIA. A continuación, el TIA colocará ambas manos en la cintura escapular del perro y lo empujará suavemente hacia atrás y entre las piernas del RI, bajo la atenta supervisión del PI, la expectación del RI y la aceptación del perro.

Una vez que el perro esté bien ubicado entre las piernas del RI, el TIA se sentará cómodamente cerca de la cabeza del perro ya que, de esta manera, tendrá un rápido control sobre la postura del tronco del perro y, a su vez, podrá direccionar la cabeza del perro para motivar al RI.

Posición y función del PI

El PI, sentado en el suelo ya sea detrás o al lado del RI, supervisará la colocación del perro entre los miembros inferiores del RI, a la vez que ayudará o motivará al RI a interactuar con el perro utilizando el tronco, los miembros superiores o los inferiores.

El PI deberá facilitar la correcta apertura de las piernas del RI, colocando las manos sobre las rodillas o los muslos (si eso fuera necesario) para evitar cierres involuntarios por parte del niño mientras se coloca el perro.

Posición y función del RI

El RI, sentado en el suelo y con las piernas abiertas y extendidas, tendrá la grupa del perro justo debajo de la cabeza y el lomo entre los miembros inferiores, facilitando de esta manera una amplia superficie de contacto.

Esta postura, a diferencia de la que describiremos a continuación, resulta bastante indiferente con respecto al perro: no existe una gran implicación emocional directa con él, es decir, no existe un contacto directo ni visión de la cabeza o de la boca, que son las zonas más impactantes para el RI, ya que lo que observa el RI es una superficie peluda y neutra.

Para mejorar el contacto y la propiocepción recibidas, sería conveniente que el RI no llevara ropa en los miembros inferiores.

Ejercicios prácticos

Para los miembros inferiores

UN NIDO

Estimularemos al RI para que, con ayuda o sin ella, mantenga las piernas en contacto directo con el perro. De esta manera, se relajarán y estimularán los miembros inferiores al sentir el calor que transmite el perro y la suavidad de su pelo.

¡ÁBRETE, SÉSAMO!

Una vez realizado el ejercicio anterior y con las piernas más relajadas, podemos pedir al niño que las abra, con las palabras mágicas de Aladino, así el perro puede escaparse del nido arrastrándose. Podemos repetir el ejercicio si el TIA lo considera oportuno para el perro.

Para la estimulación cognitiva o sensorial

ADIVINA DE QUÉ JUGUETE SE TRATA

El TIA dispondrá de una colección de juguetes para perro. Cada vez que el RI adivine cómo es uno de ellos, el TIA se lo entregará al perro y este levantará el hocico hacia el techo para que el RI lo pueda observar. A continuación, el TIA tomará el objeto, lo colocará sobre la cabeza del perro y lentamente lo acercará al RI arrastrándolo por el lomo del perro, hasta que aquel lo tome con las manos.

Para los miembros superiores

UN TABLERO

El RI colocará sobre el lomo del perro unas tarjetas que expliquen una historia o secuencia.

También podemos animar al RI a hacer una torre con piezas de gomaespuma de colores, indicando que se corre el riesgo de que la torre se derrumbe, si el perro se mueve un poquito.

Cabeza y tronco

LAS RIENDAS DE COLORES

Colocaremos alrededor del collar del perro unos pañuelos de colores que colgarán por sobre el lomo. Animaremos al RI a estirar cada uno de ellos para sacárselos.

PCC.19
PM alineado con el RI en decúbito supino cefálico

Descripción de la PCC

En esta PCC el perro manta estará echado boca arriba, entre las piernas extendidas del RI. De las dos posibles opciones, caudal o cefálica CTAC, hemos optado por la dirección cefálicocaudal (de la cabeza a la cola) y desaconsejamos la caudal-cefálica por el peligro que comportarían las pastas traseras cerca del rostro del RI.

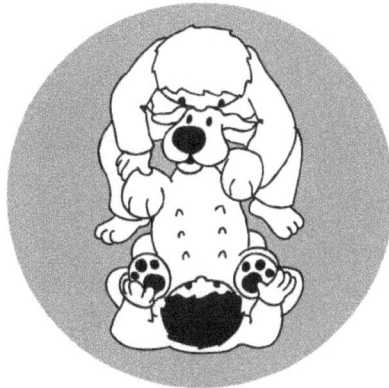

Objetivo de la PCC

Trabajar tanto los miembros superiores como el control del tronco.

Ubicación y funciones del equipo

Posición y función del perro

Iniciaremos el procedimiento igual que en la PCC.18 pero en este caso el perro se sentará y se echará, de cara al RI. Luego lo acercaremos de frente al RI y lo colocaremos entre las piernas, hasta la altura de las rodillas.

A continuación, el perro deberá dejarse manipular por el TIA para poder pasar de la posición de echado boca abajo a echado boca arriba, sin la menor resistencia. Luego, lo deslizará por el lomo hasta la zona inguinal del RI y reposará la cabeza lo más cerca posible de la falda del RI.

Las patas traseras del perro-manta estarán cerca del TIA y las delanteras permanecerán relajadas sobre el cuerpo del perro en dirección a la cola o levemente flexionadas hacia arriba.

El perro debe permanecer en esta PCC absolutamente relajado y no debe lamer.

Para deshacer esta PCC, deslizaremos al perro hasta la altura de los pies del RI, lo colocaremos de lado hasta que el RI esté incorporado y, a continuación, le daremos la orden de que se levante.

Posición y función del TIA

El TIA sentará y echará al perro siguiendo el movimiento del RI. Una vez que el RI esté bien sentado en el suelo con sus piernas estiradas y abiertas, el TIA colocará las manos a ambos lados del tronco del perro (que estará echado en esfinge) y suavemente lo empujará hacia el RI deslizándolo sobre las patas.

Cuando llegue a la altura de las rodillas, acompañará suavemente al perro desde la posición de esfinge a la de tumbado. Luego, con la conformidad del PI, tomará con las manos las cuatro patas del perro e imprimiendo una leve fuerza ascendente, lo volteará para que pase de la posición de tumbado a la de echado boca arriba. Empujando al perro suavemente por la grupa con una mano, lo acercará al RI.

Una vez realizada esta maniobra, el TIA comprobará que el perro esté bien ubicado, colocará la cabeza del perro lo más próxima al RI y se situará al lado opuesto del usuario en posición de cuclillas, con el fin de poder acceder rápidamente, si fuera necesario, a la cabeza del perro o a sus patas anteriores.

Durante la sesión velará junto al PI para que el manejo del RI de la cabeza del perro sea lo más delicada posible. Si se observa lo contrario, se optará por replantear la PCC.

Posición y función del PI

Es esta PCC el trabajo en equipo es importante porque se debe vigilar constantemente al usuario, al perro y sobretodo sus patas.

El PI ayudará al RI a sentarse y, por lo tanto, de iniciar la posición. Es decir, el perro se ubicará en función del RI, no al contrario.

Una vez colocado, el PI guiará las manos del RI por el cuerpo y el rostro del perro y facilitará que tome o manipule las patas delanteras.

Posición y función del RI

El RI, sentado en el suelo con sus piernas extendidas y abiertas, tendrá la grupa del perro justo debajo de su cabeza y el lomo entre los miembros inferiores, ofreciendo de esta manera una amplia superficie de contacto.

Esta postura tiene una amplia repercusión emocional para el RI por tener el rostro relajado del perro justo debajo de la cabeza y, por otro lado, favorece la interacción activa con el perro; no solo tocándolo sino también manipulándolo (con la ayuda correspondiente).

Ejercicios prácticos

Para los miembros inferiores

CONTACTO

El RI, con la ayuda del PI o sin ella, bajo la supervisión del TIA, podrá acariciar suavemente al perro y sentir las distintas texturas o el peso de las partes del cuerpo. Aunque el perro no esté colocado sobre las piernas, por el simple hecho de sentirlo cerca, se trabajará el tono muscular, relajándolo. Para ello, deberá quitarse los calcetines y tener las perneras de los pantalones levantadas.

Para la estimulación cognitiva o sensorial

LA BARQUETA

El TIA se colocará al lado opuesto del RI, tomará las patas posteriores del perro y animará al RI a que sostenga las patas delanteras. Esto requiere que el RI, a su vez, enderece el tronco y mantenga los brazos con tracción hacia arriba. Ambos le cantarán una canción rítmica y voltearán ligeramente al perro hacia un lado y hacia el otro.
LAS PARTES DE LA CARA

Al situarse tan cerca de la cara del perro, podemos pedirle al RI que identifique sus diversas partes: ojos, boca, orejas... Nos podemos ayudar con pictogramas o dibujos. El PI deberá vigilar que el RI no dañe al perro al tocarle las diversas partes de la cara.

Para los miembros superiores

CANCIÓN DE CASCABELES

Con el perro relajado boca arriba, colocaremos en las patas unas pulseras de cascabeles para que, cada vez que el RI extienda su mano para tocar una de ellas, suenen los cascabeles de la pata.

Cabeza y tronco

LAS PATAS DEL PERRO

El TIA se colocará al lado del perro, en sentido perpendicular para tener un buen control sobre él y manipular las patas delanteras.

El TIA acariciará el rostro del RI con el anverso de las patas del perro y así favorecerá que el RI rote o levante la cabeza. O bien, mantendrá las patas erguidas (más o menos elevadas) con el fin de que el RI coloque en ellas aros, gomas o pulseras.

PCC. 20
PM perpendicular al RI en tumbado ventral

Descripción de la PCC

Es una PCC pensada para que un RI con cierta capacidad de sustentarse solo en sedestación, interactúe con el perro manta desde la parte ventral o interna a modo de superficie de trabajo.

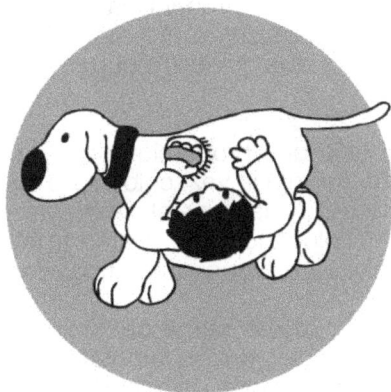

Objetivo de la PCC

Brindarle al RI la sensación de estar sentado por sí solo y que pueda interactuar con el perro desde esta posición, aunque, en realidad, el RI se encontrará contenido por el cuerpo del perro y estará ligeramente apoyado sobre el costado de menor estabilidad o el más afectado, lo que estimulará los sentidos del RI.

Ubicación y funciones del equipo

Posición y función del perro

Iniciaremos el procedimiento con el perro tumbado de lado y, cuando el RI esté colocado, aproximaremos lentamente al perro (que deberá permanecer relajado) hasta el RI.

A diferencia de las PCC donde el RI apoya su cuerpo sobre el del perro y que desarrollaremos más adelante, en esta PCC no es imprescindible que el perro reciba el apoyo directo del TIA para contrarrestar las fuerzas que ejerza el RI sobre su cuerpo. Sin embargo, deberá velar por su bienestar y facilitar la interacción con el RI.

Durante el tiempo que dure el PCC, el perro deberá permanecer relajado dejando que el TIA manipule las distintas partes del cuerpo – patas, cabeza, cola– y permitiendo que el tronco sirva de superficie de apoyo o de trabajo.

Posición y función del TIA

El TIA pedirá al perro que se tumbe. Una vez que el RI esté colocado en posición, pondrá las manos sobre el lomo del perro y suavemente lo empujará hacia el RI hasta que el vientre el perro se adapte al punto de contacto con el RI.

En función del espacio que proporcione el RI, el TIA manipulará las cuatro extremidades del perro a la vez, colocando las manos por fuera de las extremidades y empujándolas hacia el centro para crear un espacio de cobijo para el RI; o bien, colocándolas por la parte interna y empujándolas suavemente hacia afuera para proporcionar una zona más abierta para el RI.

El TIA se sentará en cuclillas cerca del lomo del perro, por si debe manipular las extremidades del perro; o también, se sentará como un indio para poder supervisar la interacción entre el RI y el perro.

Posición y función del PI

El PI supervisará la correcta sedestación del RI y lo aproximará al perro por la zona más apropiada para la terapia. Inducirá al RI a interactuar con el perro de acuerdo con la motivación que aporte el TIA.

Posición y función del RI

Sentado en el suelo, podrá interactuará con el perro de dos formas:

• De forma frontal: con la espalda al descubierto (o en contacto con el PI), con los pies descalzos y las piernas cruzados. De esta manera tendrá ambas manos cerca del cuerpo perro.

- De forma lateral: en dirección a la cabeza del perro o a la cola; con las piernas extendidas siguiendo el cuerpo del perro y la espalda apoyada sobre las patas del perro, ya sea en la zona inguinal o axilar. Así tendrá una mano cerca del tronco del perro y la otra del lado opuesto.

Tanto en una como en otra, el RI se encontrará en íntimo contacto con el perro. Además de la estimulación sensorial, el RI tendrá la percepción que delante de él solo está el cuerpo del perro. Este estímulo psíquico contribuirá a reforzar su autonomía y su autoestima.

Ejercicios prácticos

Para los miembros inferiores

En esta PCC no se pretende trabajar activamente con los miembros inferiores del RI. Se desea que mantenga una sedestación correcta (apoyándose en el perro o no) mientras trabaja e interactúa con él.

Para la estimulación cognitiva o sensorial

PARTES DEL CUERPO

El TIA hará aparecer unas tarjetas CTAC (previamente seleccionadas con el PI) detrás de distintas partes del cuerpo del perro. El RI, con ayuda física o sin ella, deberá tocarlas , colocarles una pinza o pegarles un adhesivo de color.

Para los miembros superiores

TORRE DE AROS o RUIDOS

El RI se ubicará de frente al vientre del perro. El PI hará aparecer unos aros de colores por la zona de la cola del perro o por la de la cabeza, para que el RI los observe y extienda las manos para cogerlos. Cuando lo haga, los colocará sobre el tronco del perro y construirá una torre, hasta que esta se derrumbe y produzca al caer un ruido atractivo para el RI.

Cabeza y tronco

RUTAS DE LANA

Con el RI y el perro bien ubicados, el TIA colocará en distintos puntos estratégicos del cuerpo del perro unas pinzas (el collar, la grupa, el lomo, la pata, la cabeza…).

En una de las pinzas se atará un extremo de un hilo o una hebra de lana y el otro extremo se lo dará al RI para que, siguiendo las consignas del PI, lo coloque en otra pinza. Por ejemplo, de la pinza del collar deberá llegar a la pinza del lomo, o bien le podríamos pedir que desde la pinza del lomo, pasando por la pinza de la pata, llegara a la pinza del collar.

Si deseamos mayor extensión y control del tronco y la cabeza, podemos complicar el ejercicio colocando conos de colores alrededor del cuerpo del perro a una cierta distancia del perro. En este caso, podríamos pedirle, por ejemplo: "Desde la pinza del collar, ve hasta el cono verde…", etc.

PCC. 21
PM perpendicular externo al RI

Descripción de la PCC

El RI interactuará con el perro desde la zona externa, favoreciendo de esta manera que el RI se sienta relajado y no intimidado.

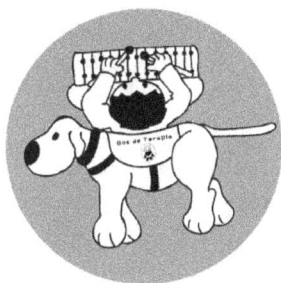

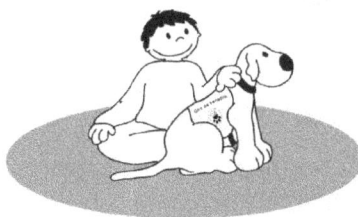

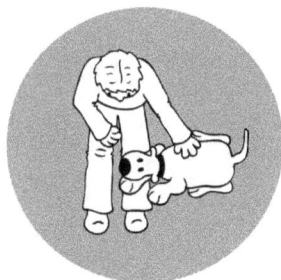

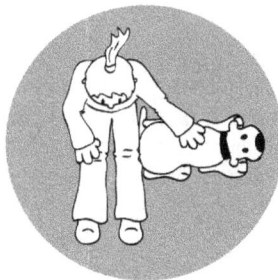

Objetivo de la PCC

Facilitar que el RI pueda estar cerca del perro e interactuar con él sin presiones, únicamente si realiza algún movimiento activo para ello.

Ubicación y funciones del equipo

Posición y función del perro

El perro deberá permanecer quieto en la posición que le indique el TIA: tumbado, en esfinge, sentado o con la "pancita" hacia arriba; mientras que el RI se reclina o interactúa de alguna manera con él.

Como esta no representa una postura de alta complejidad, en las posiciones de esfinge y sentado, podremos adaptarle al perro la manta de terapia CTAC y de esta forma facilitaremos una interacción progresiva entre el RI y el perro.

Antes de colocar al perro en alguna de estas posiciones le ajustaremos la manta de terapia CTAC sobre el lomo. De esta manera, cuando se acerque al RI, este podrá interactuar siguiendo las consignas del PI.

Posición y función del TIA

El TIA, en función de la disposición del RI para interactuar con el perro, deberá aconsejar sobre la conveniencia de mantener una mayor o menor distancia y de trabajar desde la parte interna o externa del animal.

Según los objetivos propuestos inicialmente por parte del PI, el TIA deberá explicar la posibilidad de la utilización de una manta de terapia CTAC sobre el lomo del perro. Entonces, a la vez que el perro sirve de superficie de apoyo para una manta interactiva, se facilitará que el RI incorpore gradualmente al perro a su espacio más directo.

El TIA deberá ubicar al perro en la posición más adecuada a cada RI y a los objetivos propuestos, supervisar que no haya ningún movimiento espontáneo por parte del perro hacia el RI para no asustarlo y además procurar por el perro, para que no se produzca ningún incidente que pudiera importunarlo. Su posición respecto del perro dependerá de la ubicación del PI.

La única excepción en la que el TIA se colocará antes que el PI respecto al RI, será cuando tumbemos al perro de lado y el RI apoye su espalda sobre el lomo del perro. En este caso, el TIA deberá adoptar la postura de cuclillas ventral para contrarrestar la presión que el RI pueda ejercer sobre el perro. Es decir, el TIA se arrodillará dentro de la cavidad ventral del perro, haciendo un leve contacto con las rodillas a la altura del tórax y el vientre, reposando las manos en la cavidad pélvica y escapular del perro respectivamente.

Posición y función del PI

Se colocará frente al RI o a su lado, de acuerdo con los objetivos dispuestos y las capacidades del RI. Ayudará y guiará al RI para tocar al perro o interactuar con él mediante la manta de terapia CTAC.

Posición y función del RI

El RI podrá establecer contacto con el perro de distintas maneras, según cómo se ubique respecto de él: de espaldas al perro, apoyando la espalda en él; de cara al perro, sentado con las piernas cruzadas; de lado, con las piernas estiradas y el cuerpo en rotación.

Ejercicios prácticos

Para los miembros inferiores

JUGUEMOS CON LOS PIES

Con el perro en posición de esfinge y el RI sentado perpendicular a él, le pediremos que acaricie el cuerpo del animal con las piernas y los pies.

A continuación, le diremos al RI que ejerza presión sobre un costado del cuerpo del perro para que pueda rodar sobre sí mismo y hacer "la croqueta".

También podemos sentar al perro sobre los pies del RI y entonces le pediremos que los retire.

Para la estimulación cognitiva o sensorial

TABLERO INTERACTIVO

El perro estará en posición de esfinge y con la manta de terapia bien colocada encima del lomo. Invitaremos al RI a buscar dentro de los bolsillos de colores los elementos para realizar un juego.

O bien, el perro estará echado boca arriba e invitaremos al RI a colocar las manos sobre la barriga del perro para sentir la suavidad de la piel del abdomen; el relieve de los pechos, el latir del corazón; la elevada temperatura de las ingles cuando el perro (con ayuda del TIA) aprisiona las manos del RI entre el muslo y el abdomen; el olor de las almohadillas de las patas; etc.

Para los miembros superiores

CEPILLADO

Pediremos al RI que acaricie o cepille el lomo del perro, que estará sentado a su lado. La inclinación natural del lomo ofrecerá la ventaja de que fácilmente la mano del RI descenderá y podrá realizar un cepillado casi autónomo.

Podríamos incorporar mayor dificultad al ejercicio si ocultamos los cepillos debajo del perro y que el RI deba vencer el temor a aproximarse al perro para buscarlos y tomarlos.

Cabeza y tronco

RUIDO MÁGICO

El RI apoyará las lumbares sobre el lomo del perro, que estará tumbado de lado. Invitaremos al RI a mantener un buena sedestación, al mismo tiempo que rota el cuerpo hacia el perro para ver de dónde viene un determinado ruido: si de la zona de la cabeza o de la cola.

El TIA, siguiendo las indicaciones del PI, hará sonar un objeto a la altura de la cabeza del perro o de la cola. El RI deberá buscar de dónde proviene el ruido, ya sea girando su cabeza o con la mirada, para tomar el objeto con la ayuda del PI o sin ella.

PCC. 22
PM paralelo externo al RI

Descripción de la PCC

PCC similar a la anterior posición de alineado interno (ej. 18). En este caso, el contacto se establece entre uno de los miembros inferiores del RI y el lomo del perro-manta.

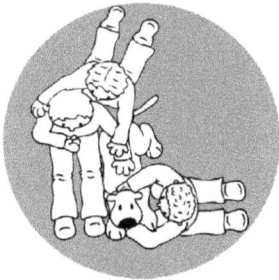

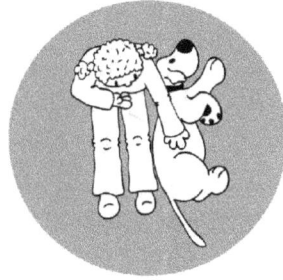

Objetivo de la PCC

Proporcionar la posibilidad de trabajar los miembros inferiores ya sea relajándolos, normalizando su tono (por el contacto entre el perro y el RI) o estimulándolos (a través del trabajo activo entre ambos).

Ubicación y funciones del equipo

Posición y función del perro

Iniciaremos el procedimiento colocando al perro paralelamente al RI, en posición de esfinge o en posición de tumbado lateral. Cuando el RI se encuentre sentado en el suelo con las piernas extendidas, aproximaremos lentamente al perro (que deberá permanecer relajado) hasta hacer contacto con una de las piernas del RI.

Al colocar al perro manta paralelo al RI, existen dos direcciones factibles que nos ofrecerán distintas opciones de trabajo:

a) Perro-manta paralelo a RI y a favor del pelo: Es decir, el RI y el perro miran en la misma dirección (ver dibujo): cefalocaudal.

b) Perro-manta paralelo al RI, perro a contrapelo (el RI y el perro miran en direcciones opuestas): caudal-cefálica.

En función del objetivo por trabajar, podremos incrementar la distancia lateral entre el perro y el miembro inferior del RI, además de avanzar o retroceder al perro en línea recta con respecto a la longitud de la pierna del RI. De esta manera, se puede regular la distancia entre la cabeza o la cola del perro y el tronco del RI.

Durante el tiempo que dure la PCC, el perro deberá permanecer relajado a pesar de los movimientos de desplazamiento que el TIA pueda imprimirle o del contacto más o menos brusco del RI durante el ejercicio.

Posición y función del TIA

El TIA pedirá al perro que se tumbe paralelo al RI y, una vez que el RI esté colocado en la posición correcta, colocará las manos sobre el lomo del perro y suavemente lo empujará hasta hacer contacto con la pierna del RI.

El TIA se sentará en cuclillas cerca del RI perro para supervisar su bienestar y manipularlo en el caso de que fuera necesario.

Posición y función del PI

El PI supervisará la correcta sedestación del RI y lo aproximará al perro por la zona más apropiada para la terapia. Inducirá al RI a interactuar con el perro de acuerdo con la motivación o del ejercicio inicialmente propuesto.

Posición y función del RI

Sentado en el suelo al lado del perro y con las piernas extendidas, el RI tendrá gran libertad de movimientos e interacción libre con el o los perros, mientras estos descansan junto a sus piernas.

Ejercicios prácticos

Para los miembros inferiores

DECORAR LOS PIES

El objetivo del juego es que el RI y el perro acaben los dos con sus pies y patas decoradas con pegatinas de colores.

Colocaremos al perro en posición de esfinge, paralelo al RI y en dirección caudocefálica, para lograr que la cabeza del perro y las patas delanteras queden cerca del tronco y de las manos del RI y la grupa (o cuartos traseros) cerca de los pies del RI.

A continuación, le pediremos al RI que levante la pierna y, ampliando el ángulo de apertura, la coloque encima de la grupa del perro para que el PI le pueda colocar una pegatina de color en el pie o las uñas. Como premio, el RI recibirá otra pegatina para que se la coloque en las patas del perro.

Para la estimulación cognitiva o sensorial

CINTURONES DE SENSACIONES

Con el perro tumbado, paralelo al RI en dirección céfalocaudal (la grupa cerca del tronco de RI y la cabeza cerca de los pies), el PI –con la ayuda del RI y del TIA– colocará cintas o telas de distintas texturas uniendo suavemente el cuerpo del perro con la pierna del RI.

El juego consistirá en que mostrándole, describiéndole o simplemente palpando una textura, el RI deberá sacar el vendaje que le une al cuerpo del perro, suavemente con la ayuda del TIA.

Para los miembros superiores

VAMOS A LA PELUQUERIA

Con el perro situado al costado de la pierna del RI (mejor si se elige su lado menos hábil), pediremos al RI que peine al perro y le haga coletas o le ponga pinzas para que esté bien guapo.

Cabeza y tronco

ORGANIZAR UNA SECUENCIA

Colocaremos al perro manta paralelo al RI. El PI le entregará unas láminas de secuencias CTAC (en los distintos puntos del espacio que le interese trabajar) para que este las vaya colocando sobre el lomo del perro en el orden correcto y así resulte una historieta coherente, que posteriormente el RI podrá explicarle o enseñarle al perro.

HABILIDADES

Si tuviéramos dos perros en la sesión, podríamos tumbar al PMA paralelo al RI y colocarle sobre el lomo cartas de habilidades caninas CTAC. Cada vez que tome una y se la entregue al PI (en distintos lugares del espacio), el segundo perro, de talla menor, realizará dicha habilidad.

UN BAÑO CRUZANDO LA LÍNEA MEDIA

Con el perro situado al costado de la pierna del RI, a una mayor o menor distancia del tronco, el RI deberá bañar al perro utilizando espuma seca con ambas manos o simplemente utilizando la mano del lado opuesto al perro.

Este mismo ejercicio se puede realizar con mayor dificultad colocando al perro en dirección caudocefálica o a contrapelo.

PCC. 23
PM encima del RI

Descripción de la PCC

Es una PCC pensada para los RI con cierta capacidad de sustentarse solos en sedestación, para intervenir a nivel muscular en los miembros inferiores, es decir sobre los muslos del RI o sobre sus piernas; pero nunca a nivel articular (rodillas, tobillos). Por otro lado, siempre se realizará con perros de bajo peso y pequeño tamaño.

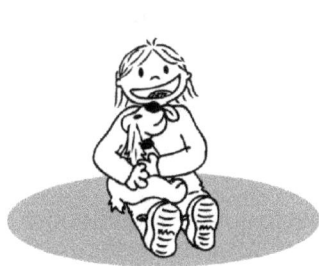

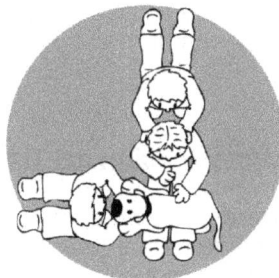

Objetivo de la PCC

Favorecer por un lado la sedestación, especialmente su estabilidad y la musculatura implicada en ella y por el otro favorecer la relajación de los miembros inferiores.

Ubicación y funciones del equipo

Posición y función del perro

El perro se colocará junto al TIA en posición de quieto y, una vez que el RI esté sentado, con la aprobación del PI, el TIA sujetará al perro con ambas manos y colocará al perro perpendicular a los miembros inferiores del RI según hayan acordado previamente los dos profesionales.

No lo colocaremos paralelo sobre los miembros inferiores, para evitar que la longitud del cuerpo del perro invada las articulaciones del RI.

Podremos colocar al perro manta:

a) Perpendicular sobre los muslos del RI (apoyándose en su masa muscular) ya sea en posición de sentado, o de tumbado.

b) Como puente: es decir, aplicándole al perro una mayor o menor apertura de los miembros anteriores y posteriores. Colocará los pies en el suelo mientras que la cavidad ventral reposará sobre los muslos del RI.

c) Perpendicular sobre las piernas del RI y en posición de tumbado.

Nunca sentado ni sentado de costado pues a pesar del bajo peso del perro, la masa muscular de las piernas es muy escasa. Los codos y las rodillas, apoyados en el suelo.

Una vez que el perro esté bien ubicado, deberá quedarse quieto y relajado mientras dure el ejercicio.

Posición y función del TIA

El TIA se sentará en el suelo, del lado opuesto al PI y se mantendrá cerca del perro-manta para supervisar y contrarrestar posibles desequilibrios del perro debidos a movimientos del RI.

Posición y función del PI

Cuando el perro-manta esté bien colocado, el PI supervisará que no existan puntos de presión que repercutan negativamente en el RI y luego proseguirá con la sesión.

Posición y función del RI

Sentado en el suelo, con los elementos necesarios para una correcta sedestación, mantendrá los miembros inferiores extendidos mientras dure el ejercicio y la interacción con el perro.

Antes de colocarle el perro sobre la falda, deberá existir una compenetración entre ambos.

Ejercicios prácticos

Para los miembros inferiores

RELAJACIÓN

Después de crear entre el RI y el perro un vínculo emocional le podremos pedir al RI que deje descansar al perro sobre su falda, pero para ello deberá mantener las piernas juntas y tranquilas.

UNA CANCIÓN DE CUNA

Ayudaremos al RI a cantarle una canción de cuna o una canción dulce al perro que descansa sobre los muslos del RI, mientras este mueve suavemente las piernas para que el perro se duerma.

Para la estimulación cognitiva o sensorial

FONENDOSCOPIO

Con el perro-manta relajado sobre el RI, dejaremos que este escuche los sonidos del perro: corazón , tripas, respiración por medio de un estetoscopio y con la ayuda del TIA.

Para los miembros superiores

LANZAMIENTO DE PELOTAS, ACTIVIDADES

Vestiremos al perro con un body perruno (body con tiras de velcro cosidas) y lo colocaremos como un puente por encima de los muslos o de las piernas del RI. Adheridas al velcro del body habrá unas pelotas que el RI deberá agarrar y lanzar a las manos del PI, dentro de un cesto, sobre un tablero. Cada vez que lo haga correctamente le podrá dar un premio al perro.

Cabeza y tronco

DISFRAZARLO

El RI con mayor o menor ayuda, podrá disfrazar al perro con los utensilios o vestimentas que previamente hayan sido seleccionadas por el PI y el TIA.

Capítulo 5

PCC. 24
PM y RI sobre un cilindro o rulo

Descripción de la PCC

Es una PCC en la que el RI y el perro interactúan sobre un rulo, arropados por el PI y el TIA respectivamente.

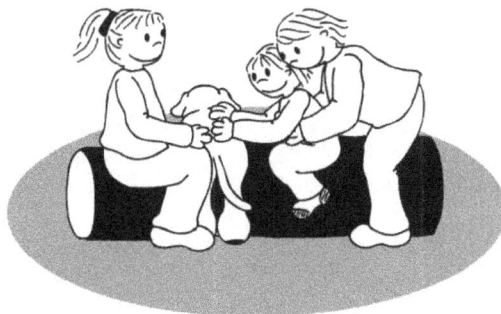

Objetivo de la PCC

Trabajar a nivel vestibular del RI además de interactuar a nivel físico con el perro-manta.

Ubicación y funciones del equipo

Posición y función del perro

El perro-manta se colocará sobre el rulo, de forma transversal, con las patas delanteras de un lado del cilindro y las traseras del otro. Con la ayuda del TIA, el perro ampliará el ángulo entre las patas y el cuerpo con el fin de aproximar el abdomen al rulo. No deberá realizar ningún movimiento espontáneo (girar la cabeza hacia el RI, levantar las patas, etc.), sino que deberá dejar que el TIA le manipule las distintas partes del cuerpo.

A pesar del movimiento de vaivén del rulo, el perro deberá mantenerse quieto con las cuatro patas apoyadas en el suelo.

Posición y función del TIA

Una vez que haya colocado al perro en posición, el TIA se sentará a su lado con las piernas abiertas, de modo que quede una rodilla a la altura de los cuartos traseros y la otra, a la altura del pecho del perro. Colocará las manos sobre el lomo del perro y esperará a que el PI ubique al RI.

En esta postura, el TIA estará frente al RI y, por ese motivo, transmitirá las sensaciones que pueda reflejar el rostro del RI al PI, a la vez que colaborará con este para manipular al perro de forma que el RI pueda interactuar con el animal más fácilmente.

Asimismo, si fuera necesario, el TIA imprimirá el movimiento de vaivén al rulo colocando firmemente sus pies en el suelo y balanceando su cuerpo hacia un lado y hacia el otro.

Posición y función del PI

Una vez que haya situado al RI sobre el rulo, el PI se sentará justo detrás de él con las piernas abiertas, tocando con sus muslos los del RI y dejando que el RI se apoye (si fuera necesario) sobre su tórax.

A su vez, las manos estarán libres para poder facilitar los movimientos de las extremidades superiores del RI de modo que pueda tocar al perro o interactuar con él.

Si fuera necesario, el PI también imprimirá con las piernas el movimiento de vaivén para ayudar al RI y así lograr un mayor efecto de balanceo.

Posición y función del RI

El RI estará sentado y bien ubicado sobre el rulo, entre el PI y el perro. Las piernas estarán cerca del pecho y de los cuartos traseros del perro respectivamente y podrán apoyarse en el suelo. Las manos reposarán sobre el cuerpo del perro o interactuarán con él, por ejemplo, acariciándolo, cepillándolo o abrazándolo.

En el momento en que el TIA y el PI impriman el movimiento de vaivén, el RI se balanceará de un lado hacia el otro, mientras que el perro se mantendrá estable delante de él facilitando, por ejemplo, que el RI le acaricie el lomo con cierta autonomía.

Ejercicios prácticos

Para los miembros inferiores

EL TRONCO

El objetivo del juego es que el RI, sentado a caballo sobre el rulo, logre aproximarse al perro deslizando las nalgas con la ayuda de los miembros inferiores, bajo la supervisión del PI, hasta formar la figura de los paréntesis y así interactuar con el perro mediante un abrazo, colocándole un disfraz o realizando cualquier maniobra estimulante para el RI.

EL GIGANTE Y EL PERRO DORMILÓN

El objetivo es que el RI pueda mantenerse de pie unos instantes e imitar a un gigante, para poder lanzar sobre el perro una suave tela.

Con el RI situado en el rulo y muy cerca del perro, el PI y el TIA lo animarán para que se ponga de pie, apoyando sus piernas en las del perro. Una vez de pie lanzará una tela suave sobre el perro, su sábana para poder dormir, y volverá a su posición de sentado.

Al realizar el balanceo, la tela caerá y podremos volver a empezar.

Para la estimulación cognitiva o sensorial

CEPILLADO POR GRAVEDAD

El objetivo del juego es que el RI cepille al perro de forma autónoma. Para ello, elegiremos un cepillo adecuado para cada RI. Este colocará la mano sobre la cruz del perro con la ayuda del PI o sin ella.

A continuación, el TIA y el PI imprimirán un leve movimiento de balanceo al rulo, con el fin de que la mano del RI se deslice suavemente por el lomo del perro desde la cruz hasta la grupa del perro, es decir a favor del nacimiento del pelo. Al no seguir el movimiento del rulo, el animal se mantendrá en posición horizontal y ayudará a la ejecución del ejercicio.

Para los miembros superiores

APERTURA DE LAS MANOS

El objetivo de la actividad es que el RI llegue a relajar ambas manos. Para ello, el PI imprimirá, por un lado, un leve movimiento de rotación externa de uno de los miembros superiores del RI, con el fin de que la palma de la mano se acople al abdomen del perro y, por otro lado, animará al RI a depositar la palma de la otra mano sobre del lomo del perro para acariciarlo, colocarle espuma de baño seca o simplemente presionarlo.

Cuando el RI tenga ambas manos bien colocadas sobre el abdomen y el tronco, el TIA se encargará de que el RI mantenga el contacto con la palma en el abdomen, depositando suavemente su mano sobre la del RI. Esta se relajará por el contacto constante con una superficie viva y caliente. Entretanto, el PI facilitará el movimiento de la otra mano.

Posteriormente, el PI se encargará de realizar un intercambio de las manos, para trabajar con la mano que ya está totalmente relajada pues estuvo en contacto con el abdomen del perro.

Todo este proceso tendrá lugar mientras el TIA y el PI imprimen un leve movimiento de oscilación al rulo para la estimulación vestibular del RI.

Cabeza y tronco

LLUVIA DE CONFETI

Con el equipo colocado en la PCC de paréntesis, el PI (situado detrás del RI) hará caer una lluvia de papelitos de colores sobre el lomo del perro ante la mirada del RI. A continuación, le pediremos que los vaya quitando y colocando en un cesto situado estratégicamente (a mayor o menor altura, según el control de la cabeza que tenga el RI y de sus posibilidades de extensión de los miembros superiores) para trabajar el control de cabeza y de tronco.

Cada vez que el PI lo aconseje, el TIA le ofrecerá un premio al perro, colocándolo delante del hocico a distintas alturas. El perro sólo se lo podrá comer si el RI observa atentamente la entrega (control de cabeza).

PCC con el RI tumbado en el suelo junto al perro-manta

A partir de este punto del libro, veremos que la compenetración entre el perro-manta y el RI será cada vez más próxima e íntima y, en consecuencia, el trabajo del TIA deberá ser más preciso a la hora de ubicar y supervisar al perro.

En las siguientes PCC, el RI estará tumbado boca arriba sobre una superficie cómoda y estable, como la de una colchoneta, y el perro-manta establecerá con él un estrecho contacto físico, fruto de la manipulación del TIA.

Los TIA debemos interiorizar la siguiente premisa: una vez que el perro-manta esté a la distancia crítica del RI, no le pediremos que realice ninguna habilidad como: siéntate, túmbate, avanza, etc.; sino que lo manipularemos para que adopte —en el menor tiempo y con la mayor precisión posible— la posición deseada por el PI.

Hay dos motivos por los que la manipulación es más importante que la realización de habilidades en las PCC que se trabajan en el suelo: el primero es que nos aseguramos que la posición ocurra tal y cómo se espera, sin la posibilidad de que la espontaneidad del perro pueda provocar algún tropiezo.

El segundo, que facilitamos que el perro logre estar en un estado de relajación; es decir, que asimile que durante la sesión podrá desconectarse de responder de forma inmediata a las órdenes del TIA; simplemente deberá dejarse manipular y mantenerse relajado al mismo tiempo.

A su vez, el perro-manta deberá mantener la PCC sin esperar una golosina, deberá adquirirla de forma relajada, durante el tiempo necesario y requerido por el TIA. Es por este motivo que un perro-manta se forma progresivamente y bajo la responsabilidad del TIA, quien deberá evaluar y conocer las capacidades de su propio perro-manta y las premiará para que cada vez la PCC sea más prolongada.

Es importante que el TIA confíe en su PM, que esté tranquilo durante la PCC que le va a solicitar y conozca el tiempo que aquél la puede sobrellevar en óptimas condiciones. En ese caso, podrá ofrecérsela al PI para aplicarla en una determinada sesión.

Hemos mencionado que el PM deberá ser capaz de sostener una determinada PCC durante el tiempo necesario y requerido por su TIA; pero este último deberá conocer las capacidades reales de su perro para así poder ofrecer al PI una posición fiable y predecible.

El TIA no deberá entregarle premios al perro durante la posición pues esto impediría que se relaje. Tampoco deberá transmitirle sus inquietudes y nerviosismo acariciándolo constantemente durante la ejecución de la postura.

El TIA deberá transmitir seguridad tanto a su perro-manta como al PI para que, de esta manera, la UI pueda ejercer un papel fundamental en el trabajo de los objetivos terapéuticos planteados por el PI.

En los próximos capítulos describiremos las distintas PCC que podemos realizar con un perro-manta en relación con el RI:

Capítulo 6

RI en supinación con el perro manta sobre él parcial o totalmente

Capítulo 7

RI en supinación con el perro manta debajo de su cuerpo

Capítulo 8

RI en pronación con el perro manta sobre él (parcial o totalmente

Capítulo 9

RI en pronación con el perro manta debajo de su cuerpo

Capítulo 10

RI en decúbito lateral con el perro manta sobre él parcial o totalmente

Capítulo 11

RI en decúbito lateral con el perro manta debajo de su cuerpo

Capítulo 6

PCC con el RI en supinación y el PM encima de él

Descripción básica

Mediante las siguientes PCC, el RI –bien colocado y acostado boca arriba–, se relacionará con el perro-manta mientras este se sitúa sobre alguna parte de su cuerpo de forma parcial o total.

Según la posición que adopte el perro-manta (tumbado, echado o decúbito supino) y en función de su colocación con respecto al RI, tendremos las siguientes PCC:

PCC.25-PM perpendicular al RI y en echado
PCC 26-PM paralelo al RI y en tumbado ventral
PCC 27-PM paralelo al RI y en tumbado dorsal
PCC.28-PM paralelo al RI y en decúbito supino
PCC.29-PM paralelo al RI y en echado

Beneficios generales de la PCC

- Favorecerá el abrazo afectivo del RI con el perro-manta.
- Facilitará el control de la cabeza del RI para poder ver dónde está el perro.
- Actuará como elemento normalizador del tono del RI (espástico y disquinético).
- Resultará un potente estimulador a nivel táctil (somático y háptico), olfativo, auditivo (escuchar la respiración del perro).
- Actuará como estímulo relajador para niños inquietos.
- Tranquilizador después de las crisis epilépticas.
- Normalizador de la respiración, después de una crisis respiratoria.

Cuanto más se apoye el perro en el RI, mayores serán la interacción, los estímulos táctiles, propioceptivos y de temperatura; y más se normalizará el tono del RI.

PCC. 25
PM perpendicular al RI y en echado

Descripción de la PCC

En esta PCC, el RI colocado en decúbito supino sostendrá el peso del cuerpo del perro, que se ubicará encima de él en posición de echado en reposo o echado en esfinge.

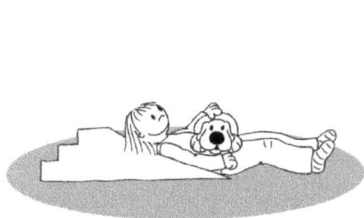

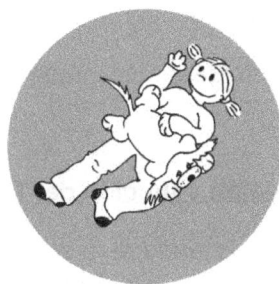

Objetivo de la PCC

Proporcionar al RI un aumento de temperatura localizada en una zona del cuerpo y brindarle una superficie peluda para trabajar.

Ubicación y funciones del equipo

Posición y función del perro

El perro-manta, colocado perpendicular al RI, esperará echado en posición de esfinge sobre el suelo a la altura de la que será la zona de contacto con el usuario.

A la orden del TIA, avanzará hasta la distancia crítica del RI y luego se mantendrá quieto hasta que el TIA lo manipule para colocarlo sobre el cuerpo del usuario.

Según el tamaño y el peso del perro, se lo podrá colocar sobre el abdomen si es un perro-manta pequeño (PMB) o sobre los muslos, si es de tamaño grande (PMA).

Lo importante en ambos casos es que únicamente sean las partes central y ventral del cuerpo del perro las que estén en contacto con el RI.

La parte anterior del cuerpo del perro (desde las patas delanteras hasta el hocico) y la parte posterior (desde las patas posteriores hasta la cola) deberán estar fuera de contacto con el cuerpo del usuario, reposando ambas en el suelo a través de las articulaciones de los codos y de las rodillas.

Únicamente permitiremos que el perro no repose su peso en el suelo si es muy pequeño y con un peso bajo como para que el RI lo soporte totalmente con comodidad. No obstante, a pesar de esto, las articulaciones de la rodilla y de los codos deberán estar en todo momento fuera de contacto con el cuerpo del RI.

El perro deberá mantenerse quieto mientras el RI lo acaricia o interactúa con él.

Posición y función del TIA

El TIA, situado al lado del RI, al lado opuesto del PI, guiará al perro hasta que esté colocado perpendicular al RI y a la altura de la zona de contacto.

A continuación, si se trata de un PMA, indicará con la orden de 'head down' que el perro deposite y mantenga su cabeza sobre una determinada zona del cuerpo del RI.

En caso de tratarse de un PMB, lo elevará tomándolo firmemente por los cuartos traseros y por el pecho para depositarlo suavemente sobre el RI. A continuación, recolocará al perro para que sus patas anteriores y posteriores no se apoyen sobre el cuerpo del usuario.

Posición y función del PI

Anticipará al RI los movimientos del perro y le explicará de qué manera estos repercutirán directamente sobre él. Luego, lo guiará o acompañará para que interaccione con el perro o lo observe.

Posición y función del RI

Estará acostado en el suelo, en decúbito supino reposando su cabeza directamente en el suelo, sobre un cojín o cuña, o sobre un segundo perro-manta colocado a modo de cojín (ver la PCC del ejercicio 30). En este caso, el segundo perro manta se colocará tumbado perpendicular al RI y este apoyará la cabeza sobre el abdomen del perro. Será necesaria la intervención de dos TIA, uno para cada perro-manta.

Ejercicios prácticos

En esta PCC, el RI se beneficiará con el calor y el contacto directo con el cuerpo del perro, pero no deberá lidiar con su mirada pues no tendrá el hocico frente a él.

Para los miembros inferiores

PIERNAS EN ACCIÓN

Le comentaremos al RI que el PMB desea tumbarse sobre sus muslos, pero para ello antes deberá colocar sus piernas sobre un cojín o una cuña. Una vez que esté bien ubicado, el TIA manipulará al PMB para que se acueste sobre su falda.

Otra manera de motivar al RI a que movilice su miembros inferiores es mediante un PMB. El TIA le pedirá al perro que haga un 'head down' sobre uno de los muslos del RI y que se mantenga en esa posición hasta que el RI mueva voluntariamente la pierna para indicarle al perro que se debe levantar.

DE PASEO
Con el PMB situado sobre los muslos del RI le pediremos que lo lleve de paseo impulsándose suavemente con las dos piernas (flexión y después extensión para desplazarse).

Para la estimulación cognitiva o sensorial

UNA SUPERFICIE DE TRABAJO

Para hacer este ejercicio, nuestro PMB deberá llevar un body perruno de IAA con tiras de velcro. Para confeccionarlo, buscaremos un body de bebé que se ajuste a la medida del perro, le haremos un agujero para sacar la cola y le coseremos unas tiras de velcro a los lados.

El ejercicio consistirá en que el RI aplique (con ayuda o sin ella) unas pelotas al velcro, formando una fila.

A continuación, daremos la vuelta al perro y el RI deberá reproducir la misma secuencia de colores sobre la otra tira de velcro.

Para los miembros superiores

PREMIOS EN LA BOCA

El RI deberá entregarle premios al perro con la mano que esté más próxima a la boca. Podrá ayudarse con una cuchara, con una pinza o hacerlo con su propia mano.

Cabeza y tronco

ABDOMINALES

Con el PMB sobre los muslos del RI, a modo de contrapeso, invitaremos al RI a incorporarse para abrazar el cuerpo del perro.

PCC. 26
PM paralelo al RI y en tumbado ventral

Descripción de la PCC

En esta PCC, el perro-manta estará en posición de tumbado lateral al lado del RI y colocará una pata anterior y una posterior sobre él.

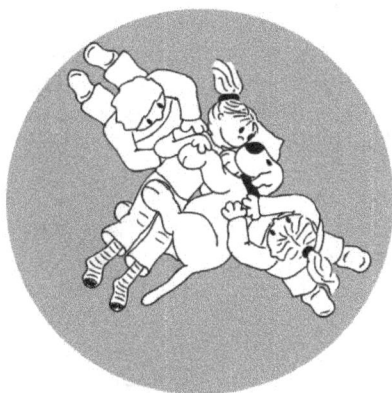

Objetivo de la PCC

A través del abrazo afectivo, el RI pueda relajarse y a la vez reciba una estimulación sensorial.

Ubicación y funciones del equipo

Posición y función del perro

El perro-manta se aproximará al RI de forma progresiva y bien pautada a través de las maniobras del TIA. Lo más frecuente es hacer una primera presentación con el perro situado a la altura de las rodillas del RI en posición de echado en esfinge (o en reposo), o a un metro de ellas y con el perro en posición de sentado.

Una vez que se haya producido el saludo o contacto visual con el RI, el TIA manipulará al perro para tumbarlo de lado, con las patas hacia el TIA y el lomo contra el RI. El perro-manta se dejará arrastrar hasta que la cabeza esté a la altura de la del RI.

A continuación, el TIA colocará al perro en tumbado ventral para que sus miembros anterior y posterior que no están en contacto con el suelo descansaran sobre el usuario y los otros dos se replegarán sobre sí mismos para caber entre cuerpo del perro y el del RI.

Para facilitar el contacto visual entre el perro y el RI, ambos pueden compartir un cojín o, si se prefiere, le colocaremos un cojín al perro.

El perro-manta permanecerá en esta posición el tiempo necesario y requerido para lograr los objetivos inicialmente propuestos.

Posición y función del TIA

El TIA aproximará lentamente al perro hasta la distancia crítica del RI, aquella distancia en la cual el RI se siente cómodo ante la presencia del perro, una distancia suficiente que no incomode ni estrese al RI. En ese punto, el TIA se arrodillará cerca del cuerpo del RI y mandará al perro a sentarse o tumbarse.

Cuando el PI dé su consentimiento, el TIA guiará al perro para que se eche en posición de esfinge acompañando suavemente ese movimiento con una leve manipulación de los miembros anteriores.

Dejaremos que el RI coloque su mano sobre la cabeza del perro, a modo de breve presentación y suave contacto, mientras el PI le explica los siguientes movimientos que realizaremos.

A continuación, el TIA mediante una suave manipulación colocará al perro tumbado de lado para que el lomo se apoye en el costado del RI y las patas apunten hacia el TIA. Con seguridad y precisión, el TIA tomará las cuatro patas con las manos y volteará el cuerpo del perro hasta que el lomo repose en sus rodillas y las patas apunten hacia el RI. Finalmente, recolocará la cabeza del perro para que esté cómodo mirando al RI.

Según las indicaciones del PI, colocará los miembros superiores anterior y posterior del perro para que descansen sobre el pecho y el muslo del RI y ubicará los miembros inferiores anterior y posterior para que descansen entre el cuerpo del RI y del propio perro.

El TIA puede favorecer el contacto entre ambos cuerpos aproximando el tronco del perro al cuerpo del usuario. Para facilitarlo, las rodillas del TIA harán de tope y así el perro podrá relajarse en esta posición.

A partir de este momento, el TIA deberá estar atento al perro y a manipular la cabeza y las patas para interactuar con el RI en función de la demanda del PI.

Posición y función del PI

El PI se colocará al lado del RI para adelantar y explicar los distintos movimientos que realizará junto al perro. Supervisará la posición del RI con respecto al perro y lo estimulará o facilitará los movimientos para que interactúe con él.

Posición y función del RI

El RI, tumbado en decúbito supino, interactuará con el perro tumbado a su lado, mediante su mirada o acariciando aquella parte del cuerpo próxima a sus manos.

El miembro superior del RI próximo al cuerpo del perro estará cercano a su propio cuerpo o bien estará extendido por detrás de la nuca del perro, abrazándolo. Esto le ayudará a acariciar más fácilmente la cabeza o la zona de la cruz del perro-manta.

Ejercicios prácticos

Para los miembros inferiores

PROPIOCEPCIÓN, RELAJACIÓN Y ESTIMULACIÓN

Utilizaremos la pata del perro que está sobre la pierna del RI y combinaremos una presión constante para fomentar la propiocepción y la estimulación térmica, a la vez que intercalaremos, en la medida que el PI lo crea oportuno, la estimulación táctil superficial mediante un leve movimiento de la pata del perro sobre la pierna del RI.

Para la estimulación cognitiva o sensorial

PULSERAS DE PERRO

Colocaremos aros de colores en la pata delantera superior del perro, para que luego el RI se las quite utilizando las manos con la ayuda del PI y del TIA o sin ella.
Podemos complicar el ejercicio si hacemos que el RI coloque el aro que le indique el PI en la pata del perro. Para ello, el RI deberá identificar el color sugerido y luego colocará el aro para decorar la pata con las "pulseras" con la ayuda del TIA, quien manipulará la pata del perro para que se mantenga rígida y permanezca con una mayor o menor inclinación para ayudar a la práctica del ejercicio.

Para los miembros superiores

SACAR BICHITOS AL PERRO

Una vez que esté bien ubicado el perro-manta, le pediremos al RI que utilice ambas manos para sacar del pelaje del perro aquellas pinzas de colores, pegatinas o pañuelos que anteriormente el TIA habrá colocado en la cabeza, las orejas o el lomo del perro.

Cabeza y tronco

¿QUIÉN ME SUSURRA AL OÍDO?

Colocaremos la nariz del perro cerca del oído del RI, para favorecer que la respiración del animal estimule el canal auditivo. El RI volteará la cabeza hacia el perro, a causa de los ruidos que escucha, de las cosquillas que le provocan los bigotes en la piel o al contacto húmedo del hocico.

En el momento en que esto ocurra, el TIA manipulará la cabeza del perro para que este mire hacia el cielo o bien mantendrá quieta la cabeza del perro, para que el RI se la encuentre de frente al girar la suya.

PCC. 27
PM paralelo al RI y en tumbado dorsal

Descripción de la PCC

En esta PCC, el perro-manta se ubicará en posición de tumbado dorsal y tendrá un contacto menos invasivo con el RI.

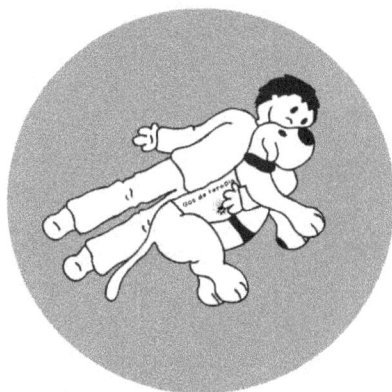

Objetivo de la PCC

Relajar, contener y estimular al RI a través del contacto estrecho con el cuerpo del perro desde una posición más neutral.

Ubicación y funciones del equipo

Posición y función del perro

El perro-manta se aproximará lentamente al RI y se echará a la distancia crítica propia de ese usuario, paralelamente a él, alineado con el TIA y con la cabeza a la altura de la del RI. A continuación, se tumbará de lado, dejando el lomo cerca del cuerpo del RI y las patas en dirección al TIA. Con su ayuda, se aproximará al RI sin que haya necesidad de contactos o presentaciones previas.

La cabeza del perro bloqueará el brazo del RI para que, gracias a la temperatura propia del cuerpo del perro, el RI se vaya relajando progresivamente.El perro debe mantenerse en esta posición el tiempo requerido por el TIA y el PI.

Posición y función del TIA

El TIA se colocará en cuclillas entre el perro y el RI y mandará echarse al perro paralelo al RI. Luego, colocará al perro en posición de tumbado lateral mediante una orden gestual o imprimiendo un suave movimiento de presión para que el perro ceda y se tumbe. Estas dos maniobras ('échate' y 'túmbate') se pueden llevar a cabo tanto de forma gestual como mediante una leve manipulación; pues al no estar el perro cerca del RI, no hay posibilidad de una maniobra incorrecta.

El TIA colocará al perro en posición ventral y apoyará las manos en el tronco, lo empujará suavemente hasta hacer contacto con el cuerpo del RI. Posteriormente, levantará la cabeza del perro para que repose sobre el brazo del usuario. Durante la sesión, el TIA deberá corregir los posibles deslizamientos del perro para que el contacto se mantenga en todo momento.

Posición y función del PI

Esta postura no está pensada para que el RI interactúe directamente con el perro, sino para relajarlo y contenerlo; el PI se colocará del lado opuesto al perro-manta para acompañarlo o trabajar directamente con el RI.

Posición y función del RI

El RI, tumbado en supino y con la cabeza apoyada sobre un cojín, compartirá su espacio con el perro que reposará el lomo sobre el costado del cuerpo y la cabeza sobre el brazo del RI.

Ejercicios prácticos

Esta PCC no está pensada para favorecer la interacción física entre el RI y el perro-manta, ya que el RI se encuentra tumbado boca arriba, a la vez que el perro-manta está tumbado de lado, de espaldas a él.

Por este motivo, podemos utilizar esta PCC como una forma de contención del RI no intimidatoria (ya que el perro no lo estará mirando) y como un soporte estructural o una cuña para el tronco del RI. Asimismo, esta PCC favorecerá la relajación del miembro superior que se encuentra debajo de la nuca del perro y motivará al RI a buscar y a observar al perro sin sentirse presionado por su mirada.

Y puede ser una fantástica forma de finalizar una actividad y mejorar así progresivamente la ansiedad de RI.

PCC. 28
PM paralelo al RI y en decúbito supino

Descripción de la PCC

En esta PCC, el RI –en posición decúbito supino– se relaciona activa o pasivamente con el perro que también se encuentra echado boca arriba.

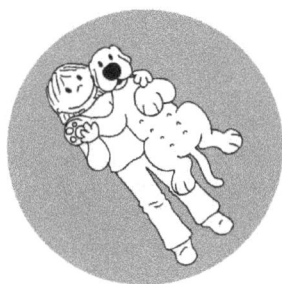

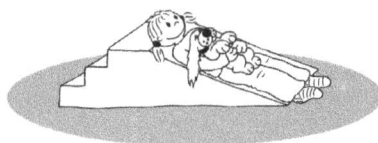

Objetivo de la PCC

Transmitir al RI una sensación de responsabilidad, hacerle sentir competente y capaz de hacerse cargo del perro, de cuidarlo, protegerlo y quererlo.

Ubicación y funciones del equipo

Posición y función del perro

Iniciaremos la PCC siguiendo los pasos de la PCC explicada en la PCC 27 Recordamos que el perro-manta se aproxima lentamente al RI y a continuación, se echa a la distancia crítica propia de cada usuario. Luego, se tumba de espaldas al RI y se deja aproximar al cuerpo del RI.

En este caso, la aproximación se realizará sin llegar a hacer contacto directo con el RI, para permitirle rotar 90° en dirección al cuerpo del RI. Quedará con las cuatro patas mirando al cielo, reposará su cabeza sobre el brazo del RI y se relajará en esta posición.

A.1 Perro-manta pequeño (PMB):

Si disponemos de un perro-manta de tamaño pequeño y nos interesa utilizarlo en esta PCC, lo podemos ubicar sobre el tronco del RI con el consentimiento del PI.

Posición y función del TIA

El TIA supervisará la aproximación del perro al RI, le ordenará que se tumbe y volteará al perro 90° desde la posición de tumbado.

Con el perro panza arriba, colocará ambas manos en los laterales del cuerpo y lo empujará suavemente hacia el RI. Cuando esté próximo al RI, el TIA deslizará uno de los brazos por detrás de la nuca del perro y ayudándose con la otra mano, elevará y desplazará al perro hacia atrás para que la cabeza repose sobre el brazo del RI.

B.1. Perro-manta pequeño (PMB):

El TIA elevará al perro tomándolo por debajo de las axilas (o lo aupará en brazos) y lo desplazará en el aire hasta apoyar suavemente la grupa del perro sobre el cuerpo del RI y depositará el lomo del perro sobre el tórax del RI. A continuación, el TIA se mantendrá alerta para que el PMB no se caiga al suelo, si bien invitará al RI a sujetarlo.

Posición y función del PI

Se colocará a un lado del RI. Narrará las distintas aproximaciones que va a realizar el perro y, con la ayuda del TIA, le trasmitirá las sensaciones de las que puede disfrutar.

Posteriormente, facilitará la extensión del miembro superior próximo al perro para que el animal pueda apoyar su cabeza sobre aquel.

C.1. Perro-manta pequeño (PMB):

El PI animará al RI a que sujete con ambas manos al PMB para que no se caiga al suelo.

Posición y función del RI

El RI estará tumbado en supino, con la cabeza apoyada sobre un cojín. Compartirá el espacio de la colchoneta con el perro, que reposará boca arriba; el lomo se apoyará sobre el costado del cuerpo y la cabeza, sobre su brazo.

D.1 Perro-manta pequeño (PMB):

Con el PMB sobre la cavidad abdominal y torácica, el RI deberá elevar sus brazos para poderlo sujetar o acariciar, sintiendo el calor corporal.

Ejercicios prácticos

Para los miembros inferiores

Si trabajamos con un perro-manta de gran tamaño, lo colocaremos al lado del RI y en este caso centraremos nuestra atención en los miembros superiores y en el control de la cabeza.

Si disponemos de un perro-manta pequeño, podríamos realizar el siguiente ejercicio.

QUE NO SE ROMPA EL PUENTE

Colocaremos al PMB en medio de los muslos, siguiendo la misma dirección de las piernas con el objetivo que el RI mantenga las piernas juntas y apretadas para que el perro no se caiga.

LOS EQUILIBRISTAS

Utilizando la PCC.28 el TIA sujetara las patas traseras del PM para que queden extendidas hacia arriba, mientras el PI ayudará o animará al RI para que también levante las piernas.

Una vez en esta posición, colocaremos algún objeto blando (pelota de tela, muñeco, etc.) sobre los pies del RI y del perro. ¿Quién aguantará más...?

Para la estimulación cognitiva o sensorial

ENTREGA DE OBJETOS

El PI le entregará al RI un juguete perruno (pelotas pequeñas, peluches, huesos) en la mano opuesta a donde se encuentra el perro.

El RI deberá cruzar su línea media y entregar el objeto en la boca del perro, con ayuda o sin ella.

Para los miembros superiores

UN DULCE OSITO

El RI y el PM estarán tumbados los dos boca arriba y con el brazo del RI por detrás de la nuca del perro (no bajo el lomo, ya que la presión sobre el miembro superior del RI sería excesiva). Este será el momento ideal para relajarse y acariciar las distintas partes del cuerpo del perro que el RI tenga al alcance.

Cabeza y tronco

SOPLAR LAS PATAS

El perro y el RI se colocarán tumbados boca arriba. El TIA manipulará uno de los miembros anteriores del perro desde la articulación del codo mientras el PI invitará al RI a soplar para que los dedos del perro se enderecen.

PCC. 29
PM paralelo al RI y en echado cefálico

Descripción de la PCC

En esta PCC el RI está en decúbito supino y se relaciona con el perro que se encuentra echado en reposo.

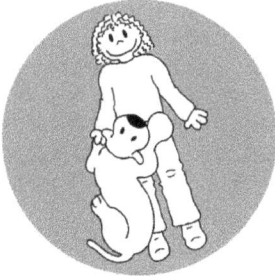

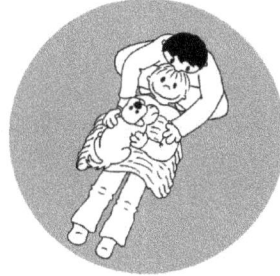

Objetivo de la PCC

Proporcionar al RI un aumento de temperatura localizada en una zona del cuerpo y, a la vez, favorecer la sensación de sentirse querido y arropado por el contacto visual que le brinda el perro.

Ubicación y funciones del equipo

Posición y función del perro

El perro-manta, ubicado entre el TIA y el RI, esperará sentado a la altura de los pies del RI hasta que el TIA le indique echarse en posición de esfinge, paralelo a las piernas del RI. Después ayudará al TIA con un leve movimiento de rastra para ir ascendiendo por el cuerpo del usuario hasta la altura en la que la cabeza o el tórax hagan contacto con los muslos, cintura pélvica, abdomen o tórax del RI. Para ello deberá dejar el cuerpo relajado allí donde lo coloque el TIA.

En esta PCC, la parte posterior del perro –es decir, la zona comprendida entre la línea diafragmática hasta sus cuartos traseros– se mantendrá paralela al RI en estrecho contacto con él, proporcionándoles soporte y calor. El pecho y la cabeza del perro estarán (en mayor o menor medida) sobre el cuerpo del RI, al igual que una de las patas anteriores.

A.1 Perro-manta pequeño (PMB):

Si queremos ubicar un PMB sobre el cuerpo del usuario, lo haremos alineado en dirección cefálica. El perro deberá dejarse elevar y manipular para que finalmente el TIA deposite los cuartos traseros sobre los muslos, la cintura o el abdomen del usuario y se relaje mirando al RI.

Posición y función del TIA

Antes de empezar, veamos el concepto de puntos de presión. Son aquellas zonas del cuerpo del perro que, según como él esté ubicado, ejercen una fuerza considerable sobre una superficie. Se trata de zonas pequeñas sobre las que se descarga el peso corporal y, por ende, en ningún caso estos puntos deben estar en contacto directo con el cuerpo del RI, ya que le ocasionarían dolor.

En esta PCC, la aproximación del perro al usuario es tan importante como el conocimiento de la estructura del perro para que, en la colocación de éste sobre el RI, se tengan en cuenta los posibles puntos de presión.

Una vez colocado el perro paralelo al RI, con las patas anteriores alineadas con la cabeza y las posteriores tumbadas hacia uno u otro lado, el TIA le pedirá al perro o lo manipulará para que apoye y mantenga la cabeza en alguna parte del cuerpo del RI ('head down'), según las indicaciones del PI.

En el caso de querer obtener mayor superficie de contacto y de presión sobre el cuerpo del RI, el TIA deslizará una mano por debajo del pecho del perro, lo elevará suavemente para que repose parte del pecho en diagonal sobre el RI: una de las patas anteriores se apoyará en el suelo, ejerciendo de pata de presión y la otra reposará sobre el RI. El TIA debe vigilar que el peso del perro recaiga en el codo de la pata que se apoya en el suelo, aunque para eso necesite voltearlo ligeramente.

B.1 Perro-manta pequeño (PMB):

El TIA elevará al perro por debajo de las axilas (o lo aupará en brazos) y lo desplazará en el aire hasta apoyar suavemente los cuartos traseros del perro sobre el abdomen o sobre los muslos del RI y lentamente depositará la cavidad ventral del perro sobre el abdomen o sobre el tórax del RI. El TIA se mantendrá alerta para que el PMB no caiga al suelo.

Posición y función del PI

Se ubicará al lado del RI y le explicará las distintas aproximaciones que va a realizar el perro. Con la ayuda del TIA, le trasmitirá las sensaciones que puede experimentar, a la vez que supervisará la postura. Finalmente, antes de iniciar el ejercicio, comprobará que se adapte perfectamente al cuerpo del RI.

Si el objetivo del PI es normalizar o relajar la musculatura de las extremidades inferiores, indicará al TIA que coloque la cavidad ventral del perro sobre la cintura pélvica; si, por el contrario, prefiere la relajación de los músculos de los miembros superiores, le pedirá al TIA que coloque al perro sobre el tórax del RI.

C.1 Perro-manta pequeño (PMB):

El PI animará al RI a que interactúe con él mirándolo, acariciándolo o sujetándolo.

Posición y función del RI

El RI, tumbado en decúbito supino, con la cabeza apoyada sobre un cojín, compartirá el espacio de la colchoneta con el perro, que se mantendrá tumbado y haciendo contacto con él.

D.1 Perro-manta pequeño (PMB):

Para sujetar o acariciar al PMB, el RI elevará los brazos y sentirá el calor corporal que le trasmite directamente el perro. Además, si baja la mirada, podrá observarlo y logrará hacer contacto visual.

Ejercicios prácticos

Para los miembros inferiores

UN PREMIO SOBRE TUS PIERNAS

Con el fin de que el RI ejercite el control de sus miembros inferiores, le indicaremos que el perro tendrá derecho a comer un premio, siempre y cuando el RI mantenga una determinada postura durante un cierto tiempo (por ejemplo, mantener relajados los muslos o la articulación de la rodilla). Mientras tanto, el peso de la cabeza del perro facilitará dicha tarea mientras que espera pacientemente la orden para comer el premio colocado sobre los miembros inferiores del RI.

Para la estimulación cognitiva o sensorial

ENTREGA DE PREMIOS

El RI entregará al perro una determinada cantidad de premios en la boca utilizando una pinza o una cuchara. El perro-manta deberá permanecer quieto y en contacto directo con el cuerpo del RI.

Para los miembros superiores

UNA TORRE DE AROS

Animaremos al RI a buscar unos aros de colores o seguirlos con la mirada para colocarlos sobre la cabeza del perro levantando una hermosa torre… ¡hasta que el perro mueva la cabeza y caiga al suelo la fantástica construcción!

Cabeza y tronco

CONTACTO VISUAL

Colocaremos al perro-manta y al RI de tal forma que sea fácil el contacto visual entre ambos. Animaremos al RI a descubrir con la mirada qué nuevos disfraces aparecen en la cabeza del perro: cada vez que se produzca un contacto visual correcto, el TIA colocará al perro una diadema decorada con antenas, orejas, borlas, etc.

Capítulo 7

PCC con el RI en decúbito supino y el PM debajo de él

Descripción básica

En las PCC que describiremos a continuación, el perro-manta sostendrá el peso parcial o total del RI, quien estará tumbado y bien ubicado boca arriba.

Todas estas PCC han sido supervisadas y valoradas por un equipo multidisciplinario –formado por profesionales de la salud, TIAs y veterinarios– para garantizar el bienestar humano y animal.

En las siguientes PCC, el perro-manta estará en posición de tumbado; es decir, recostado de lado debajo del usuario, ya sea en dirección paralela o perpendicular al RI.

Las posiciones del perro-manta debajo del usuario en paralelo, al ser poco útiles y poco prácticas, normalmente no se llevan a cabo y por consiguiente nos abstendremos de comentarlas.

Por el contrario, las PCC con el perro tumbado y colocado perpendicularmente debajo del cuerpo del RI son habituales y muy útiles.

- PCC.30-PM perpendicular al RI y en tumbado ventral en la cavidad abdominal
- PCC.31-PM perpendicular al RI y en tumbado ventral en la cavidad toràcica
- PCC.32-PM perpendicular al RI y en tumbado ventral /lomo del PM

Beneficios generales de la PCC

El hecho de que el usuario esté tumbado boca arriba sobre la cavidad torácica o abdominal del perro-manta propiciará que el RI se sienta arropado y contenido sobre una superficie cálida, facilitando así su relajación.

Asimismo, el hecho de estar en íntimo contacto con el perro favorecerá la percepción de los estímulos olfativos, somáticos y vibratorios.

PCC. 30
PM perpendicular al RI en tumbado ventral en la cavidad abdominal

Descripción de la PCC

Esta fue la primera PCC que realizamos en CTAC y pudimos comprobar inmediatamente la repercusión positiva que tenía sobre Lucía.

El PM tumbado perpendicularmente al RI sostendrá la cabeza del usuario.

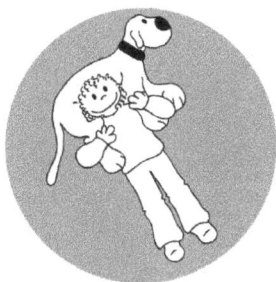

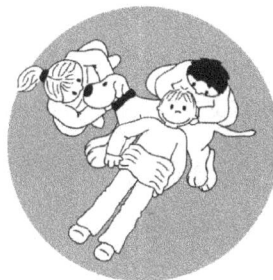

Objetivo de la PCC

El RI se relajará sobre el perro para trabajar distintos aspectos motrices, cognitivos o sensoriales.

Ubicación y funciones del equipo

Posición y función del perro

En esta PCC, el perro-manta ejercerá la función de soporte animado, sobre el que descansará el RI. Esta nueva superficie de apoyo en que se convierte el cuerpo del perro es sumamente rica en estímulos sensoriales que causarán un efecto positivo en el RI, ya sea de forma directa, por el contacto entre el RI y el cuerpo del perro, o indirecta, por intervención del TIA, ya que este puede percutir la cavidad torácica del perro para amplificar algún sonido o, por ejemplo, puede manipular el pelaje del perro para producir otro efecto sonoro.

Por otro lado, según en qué zona sea el contacto, variarán los beneficios de esta postura. Si reposa sobre la zona abdominal, el RI quedará acurrucado en el hueco abdominal escuchando los movimientos peristálticos de los intestinos del perro. Por el contrario, si se apoya en la cavidad torácica oirá el latir del corazón del perro y su respiración.

En todo este proceso el perro deberá permanecer tranquilo, relajado y deberá dejarse manipular en todo momento.

Posición y función del TIA

El TIA colocará al perro en posición de tumbado sobre la superficie que le indique el PI. Realizado este paso, la ubicación y función del TIA serán indispensables para obtener resultados positivos. El TIA deberá controlar al perro, supervisar su bienestar y facilitar la interacción con el RI ubicándose en la posición de coperromanta (CPM).

Posición y función del PI

Una vez que el perro-manta y el TIA estén en posición, el PI guiará o colocará al RI sobre la cavidad torácica o abdominal del perro, pero nunca en el área entre ambas.

Comprobará que el cuerpo del RI esté bien ubicado, utilizando –si hiciera falta– cuñas o un segundo perro-manta. A continuación, se colocará a uno u otro lado del cuerpo del RI para interactuar con él o facilitar la interacción con el perro.

Posición y función del RI

El RI se tumbará o lo reclinarán suavemente sobre la zona del cuerpo del perro previamente acordada. El PI ayudará a ubicarlo correctamente.

En esta posición, la aproximación y colocación se iniciará siempre desde la zona ventral del perro. El RI se recostará sobre el cuerpo del perro en la cavidad ventral por dos motivos principales:

•   Es una superficie anatómica adaptable al RI. La cavidad abdominal es un plano inclinado que se adapta perfectamente a la inclinación del RI cuando este se tumba.

•   Segundo, porque tiene un efecto contenedor. El RI quedará arropado entre el cuerpo del perro y las cuatro extremidades.

Cabe decir que normalmente la percepción de relajación es inmediata. El contacto estrecho con el pelaje del perro, los estímulos sensoriales que este le trasmite, como por ejemplo, los movimientos peristálticos de los intestinos, el sonido de la respiración, la percusión del latir cardíaco, el sentirse arropado por una superficie viva, caliente y protectora; lleva a una relajación casi inmediata por parte del RI.

Ejercicios prácticos

Para los miembros inferiores

El trabajo de miembros inferiores en esta PCC es limitado. Sin embargo, existe la posibilidad de combinarla con otra PCC, con un segundo perro-manta (ver más adelante).

Para la estimulación cognitiva o sensorial

JUEGO DE PATAS

El RI estará recostado desde la parte ventral del perro y reposará la cabeza sobre el abdomen del PM. Lo animaremos a que tome con las manos las patas delanteras del perro, mientras el TIA las manipula para que estén más cerca de él. También, podemos sugerirle que acaricie las patas traseras que tendrá cerca del cuerpo.

El TIA, mediante la manipulación de las patas del perro puede acariciar con las almohadillas, el pelaje o las uñas del perro distintas partes del cuerpo del RI.

Para los miembros superiores

AROS PARA LA COLA

El PI, colocado del lado del miembro superior que desee trabajar, enseñará unos aros de colores al RI para que los mire, los tome y, cruzando la línea media del cuerpo, los coloque en la cola del perro, al que el TIA estará sosteniendo.

También se podría realizar el ejercicio al revés: el RI, con la ayuda del PI, le sacará los aros de la cola y los colocará, con la ayuda del TIA, en la pata del perro.

Cabeza y tronco

¡BOMMMMMMBA!

Se inicia el ejercicio con el TIA colocado en la posición inicial y el PI frente al RI animándolo a extender sus brazos hacia él, para que pueda sujetarlo fuerte de las manos. Lentamente lo incorporará, procurando que el tronco y la cabeza del RI se mantengan alineadas. Antes de que la estructura vertebral se afloje, suavemente lo acompañará hasta apoyarlo de nuevo sobre la superficie blanda del abdomen del perro.

En ningún momento se producirá una caída libre, sino que en todo momento el descenso estará controlado por el PI. No obstante, el TIA deberá tener las manos cerca de la zona de contacto para proteger al perro.

PCC. 31
PM perpendicular al RI en tumbado ventral en la cavidad torácica

Descripción de la PCC

El PM, tumbado perpendicular al RI, sostendrá la cabeza o el dorso del usuario sobre la zona torácica.

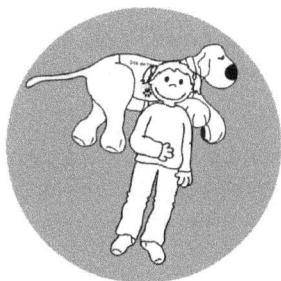

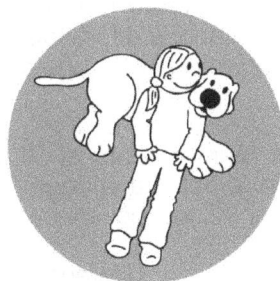

Objetivo de la PCC

El RI ejercitará el tono cervical, adquiriendo mayor destreza en los movimientos de rotación de la cabeza.

Ubicación y funciones del equipo

Posición y función del perro

El perro-manta permanecerá tumbado de lado y deberá dejar que el TIA manipule las distintas partes del cuerpo como la cabeza, la cola o las patas.

Para manipular la cabeza del perro, el TIA se elevará y colocará ambas manos a los costados de la cabeza del perro sin perder el punto de contacto con él a través de las rodillas. Suavemente imprimirá un movimiento de rotación y una elevación hasta establecer contacto con el RI: como, por ejemplo, un beso de narices, un premio en la boca.

Posición y función del TIA

El TIA se ubicará detrás del perro manta para darle soporte y seguridad, a la vez que facilitará la interacción con el RI.

Posición y función del PI

El PI se colocará alrededor del RI y en el lugar más apropiado para los objetivos terapéuticos.

Posición y función del RI

En esta PCC, el sujeto se apoyará sobre la cavidad torácica, una superficie convexa, más rígida y menos adaptable a la superficie del cuerpo humano; a diferencia de la PCC.30 en la que el RI se apoyaba en la cavidad abdominal, una superficie cóncava que acogía y arropaba la cabeza.

Esto significa que el RI deberá tener mayor control cervical para mantener la postura aunque, a su vez, la superficie torácica le facilitará la realización de los movimientos de rotación de la cabeza.

Esta PCC, a diferencia de la anterior, permitirá al RI apoyar no únicamente la cabeza, sino también la parte superior del torso quedando en semisedestación.

Deberemos esforzarnos en realizar un trabajo simétrico ("ahora miro a la derecha, después a la izquierda"), o bien colocar al niño de tal forma que tenga que mirar hacia el lateral más afectado, para reforzarlo.

En este caso, los sonidos que perciba el RI provendrán de la caja torácica del perro: la respiración, el latir del corazón o la percusión que realice el TIA sobre la cavidad.

Ejercicios prácticos

Para los miembros inferiores

El trabajo de los miembros inferiores en esta PCC es limitado; pero podremos combinarla con otra PCC utilizando un segundo perro-manta (ver más adelante).

Para la estimulación cognitiva o sensorial

NUEVAS TEXTURAS

El RI podrá descubrir distintas texturas a través del tacto en el cuerpo del perro: el hocico frío y húmedo, los dientes finos y duros, los belfos calientes y pegajosos, las orejas carnosas y suaves, etc. El PI le ayudará a recorrer las áreas indicadas.

Para los miembros superiores

YO ELIJO

El PI le indicará al RI, por medio de tarjetas u objetos, dos posibles acciones que realizar con el perro desde esta posición. Por ejemplo: darle un premio en la boca o un beso en la oreja.

El RI deberá elegir con la mirada o con los miembros superiores qué actividad realizar.

Cabeza y tronco

COSQUILLAS O BESOS

Cada vez que el RI mire hacia la cabeza del perro, se encontrará con el hocico que le dará un beso en la mejilla. Cada vez que mire hacia la cola, esta le hará cosquillas en la cara.

PCC. 32
PM perpendicular al RI y tumbado en el lomo del PM

Descripción de la PCC

El PM, tumbado en forma perpendicular al RI, le sostendrá las piernas o los pies descalzos sobre el lomo.

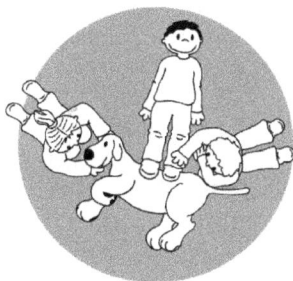

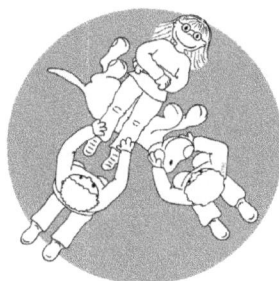

Objetivo de la PCC

Trabajar estimulando las piernas y los pies en el nivel sensorial y propioceptivo.

Ubicación y funciones del equipo

Posición y función del perro

Para esta PCC, hemos de tener en cuenta que los pies del RI deberán estar siempre a la altura del lomo del perro.

En el caso de querer apoyar únicamente los pies del RI, el perro deberá estar tumbado en forma dorsal, perpendicular al RI y con el lomo de cara al usuario para que los pies nunca se apoyen sobre el abdomen del perro, sino sobre la espalda.

Si queremos que el RI apoye sus miembros inferiores sobre el cuerpo del perro, construiremos la postura desde la posición de tumbado ventral, de manera que las piernas del RI pasen por encima del cuerpo del perro y los pies descalzos queden colgados sobre el lomo.

Pero nunca y en ningún caso, colocaremos al perro en posición de decúbito supito o boca arriba pues podría tener consecuencias indeseables para el bienestar del perro.

El pelaje del perro proporcionará calor, estímulos sensoriales y propioceptivos al RI y le ayudará a normalizar su tono muscular.

Es importante que el perro mantenga esta posición a pesar de que se produzca un leve aumento de la presión por parte de los pies del RI o de que pueda sentir cosquillas cuando el RI le acaricie el pelaje con los pies.

Posición y función del TIA

Si deseamos que el RI apoye solo los pies sobre el lomo del perro, el TIA se colocará en cuclillas en la parte ventral del perro, entre los miembros anteriores y posteriores para proteger, si hiciera falta, la cavidad abdominal del perro.

A la vez, guiará al PI y al RI por las distintas zonas que pueden acariciar o tocar con los pies. Asimismo, el TIA manipulará la cabeza y la cola del perro para que impriman besos o caricias en los pies del RI proporcionándole así gratificantes sensaciones.

Por el contrario, si deseamos que coloque los miembros inferiores sobre el perro, el TIA se colocará frente al RI, pero al lado del lomo del perro, con ambas manos cerca de las piernas del RI para que no se produzca ninguna situación indeseada, como por ejemplo:

- Que el RI levante el muslo y lo deje caer con fuerza (patada). Si esto sucede, el TIA no podrá manipular las extremidades del RI, pero deberá colocará la mano rápidamente debajo de la pierna del RI para frenar el golpe y evitar que recaiga sobre el perro.

- Si el RI flexiona la pierna y la retira de sobre el cuerpo del perro; el TIA deberá estar atento para impedir que impacte posteriormente sobre el abdomen del perro. Para ello, el TIA no podrá manipular las piernas del RI pero colocará la mano debajo del pie del RI para frenar el movimiento.

En cualquier caso, el TIA podrá avisar al PI y deslizar al perro para sacarlo de una situación descontrolada.

Posición y función del PI

Colocado detrás del RI para darle el soporte necesario, lo animará a interactuar con el perro y manipulará los miembros inferiores en caso de ser necesario.

Posición y función del RI

Sentado en el suelo y recostado sobre el PI; o bien tumbado sobre un segundo perro-manta como en la PCC.30/31, colocará los pies o las piernas sobre el lomo del perro-manta; para poderlo acariciar, empujar o sentir.

Ejercicios prácticos

Para los miembros inferiores

PINZAS MENSAJERAS

Colocaremos pinzas de colores por el cuerpo del perro-manta, cada una sosteniendo un mensaje escrito sobre un papel.

Invitaremos al RI a sacarle las pinzas con los pies. Cada vez que el RI logre sacar una, el PI o el TIA leerá el mensaje y se llevará a cabo la acción: dar un premio con la cuchara al perro; el perro dará un besito en los pies al RI; colocarle una pegatina en la cabeza del perro; colocarse una pegatina en la nariz, etc.

UN SUAVE MASAJE

Con los pies desnudos y apoyados en el perro, animaremos al RI a que le haga un suave masaje: perpendicular al perro y alternando los pies, o bien moviéndolos suavemente por el lomo. ¡Qué contento y relajado que estará el PM, quizás le dará un besito!

Para la estimulación cognitiva o sensorial

TE TENGO

Con el perro en posición de tumbado ventral respecto al RI, y este sentado en el suelo, pero muy cerca del abdomen del perro, colocará las piernas por encima del cuerpo del perro-manta hasta que caigan del otro lado del lomo.

Lo animaremos a apretar bien las piernas hacia abajo para evitar que el perro se escape, con la ayuda del TIA quien hará ver que tira suavemente las piernas del perro hacia sí.

El leve balanceo que surja de la tracción que ejerce el TIA en las patas del perro será suficiente como para que el RI sienta que debe hacer un inmenso trabajo para que el perro no se escape de debajo de sus pies.

Para los miembros superiores

ACARICIAR Y DECORAR

El perro se colocará en posición de tumbado ventral respecto del RI. Este se sentará en el suelo muy cerca del abdomen del perro y colocará las piernas por encima del cuerpo del perro-manta hasta caer del otro lado del lomo.

A continuación, invitaremos al RI a apoyar ambas manos sobre el pelaje del perro para que lo acaricie, lo bañe con espuma seca o le coloque adornos o pegatinas.

Cabeza y tronco

ARRIBA LOS PIES

El perro se ubicará en posición de tumbado dorsal a los pies del RI mientras este se ubica en decúbito supino recostado sobre una cuña o sobre un segundo perro manta. Le invitaremos a que coloque los pies sobre el lomo del perro, con la ayuda del PI o sin ella.

Capítulo 8

PPC con el RI en pronación y con el perro manta sobre él

Descripción

El RI se colocará en pronación y podremos elegir entre aquellas PCC en las que el perro-manta se apoya de forma total o parcial sobre el cuerpo del usuario, con el fin de obtener algunos beneficios terapéuticos.

En estas posturas, el PI ubicará en primer lugar al RI, ya que luego el perro estará sobre él.

Después, el TIA manipulará segura y suavemente al perro-manta, de tal manera que repose total o parcialmente sobre el cuerpo del RI.

Asimismo, el perro-manta podrá estar sobre el RI, o bien paralelo o perpendicular a él, para trabajar distintos objetivos terapéuticos.

De esta manera según la posición que adopte el perro-manta –tumbado o echado– y en función de su colocación en el espacio en referencia al RI; tendremos las siguientes PCC.

PCC.33- PM alineado con el RI y en echado
PCC.34- PM perpendicular RI y en tumbado o echado
PCC.35- PM paralelo al RI y en tumbado dorsal
PCC.36- PM paralelo al RI y en tumbado ventral

Beneficios generales

El principal beneficio que obtendremos al colocar al perro sobre el RI en posición de pronación es producir un efecto relajante, contenedor y tranquilizador.

También proporcionará un estímulo propioceptivo y facilitará un adecuado patrón extensor a nivel dorsal y en el control general de tronco.

Además lo podremos utilizar como un potente normalizador del tono en los usuarios distónicos o disquinéticos, a la vez que le brindará al RI una amplia superficie de interacción frente a él, donde podrá utilizar las manos.

PCC. 33
PM alineado con el RI y en posición de echado

Descripción de la PCC

Un perro-manta de tamaño pequeño (PMB) y de bajo peso se colocará sobre el dorso del RI.

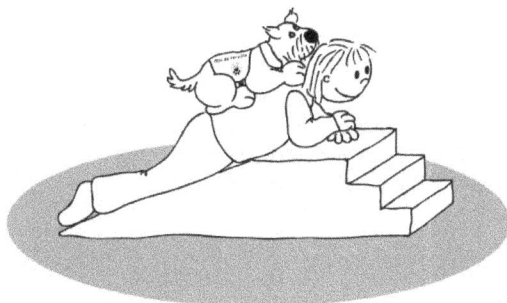

Objetivo de la PCC

Proporcionar un estímulo propioceptivo al RI y a la vez aumentar el estímulo extensor en la zona dorsal.

Ubicación y funciones del equipo

Posición y función del perro

Es importante que el perro se mantenga quieto en la posición que lo coloque el TIA; es decir, que no se mueva de la posición en la que lo deje sobre la espalda del RI.

Desde el momento en que el TIA lo tome entre las manos, permanecerá inmóvil mientras se lo coloca alineado con columna vertebral del RI, a lo largo de las vértebras dorsales.

A pesar de utilizar un perro-manta pequeño y de escaso peso, deberemos tener presentes los puntos de presión resultantes de apoyar los codos y los corvejones sobre la espalda del RI. Por este motivo, una vez que el perro esté situado en el lugar correcto, el TIA separará suavemente

191

los miembros anteriores y posteriores para que, aumentando el ángulo de apertura, descansen a ambos lados del tronco del RI y se apoyen sobre el RI la cavidad torácica y abdominal.

Posición y función del TIA

El RI se tumbará sobre una cuña. El TIA entrará y se situará frente a él con el perro en posición de tumbado para saludarlo. Luego, se colocará del lado opuesto a donde está el PI y tomando al perro entre sus manos lo elevará para colocarlo suavemente sobre la espalda del RI.

Para elevarlo, colocará una de las manos bajo el pecho del perro y la otra bajo sus cuartos traseros. Así, con el perro bien sujeto, lo elevará hasta la línea media de la espalda del RI, siguiendo la columna vertebral.

En el momento en que el PI lo indique, el TIA depositará suavemente las patas anteriores del perro, quedando cada una de ellas a los costados de la columna vertebral y descansando aproximadamente a la altura de las escápulas.

Posteriormente, el TIA hará descender los cuartos traseros depositándolos también a los lados de la columna vertebral.

El TIA manipulará los cuatro miembros del perro para que cuelguen a ambos lados del tronco del RI, para evitar que los puntos de presión recaigan sobre la espalda del RI.

Es importante que el TIA mantenga las manos sobre el perro durante toda la postura para reducir el peso del perro sobre la espalda del usuario, si el PI lo solicita.

Para deshacer la PCC el TIA sostendrá el perro y lo elevará para retirarlo.

Posición y función del PI

Supervisará la colocación del RI sobre la cuña y, posteriormente, guiará al TIA en la colocación del perro sobre el dorso del RI. Esta supervisión se producirá no solo en el momento de la colocación del perro, sino durante todo el tiempo que dure la PCC.

Estimulará al RI a incorporar la cabeza o rotarla hacia uno u otro lado para buscar un objeto o recibir los besos del perro.

Posición y función del RI

Tumbado boca abajo, en pronación y sobre una superficie inclinada tipo cuña, activamente sostendrá el cuerpo del perro manta pequeño (PMB) a la vez que interactuará con él mediante los lamidos que este le pueda hacer sobre la nuca o los pabellones auditivos. La colocación de la PCC frente a un espejo, aumentará las posibilidades de interacción entre el RI y el perro manta

Ejercicios prácticos

Para los miembros inferiores

No se contempla el trabajo de los miembros inferiores en esta PCC.

Para la estimulación cognitiva o sensorial

SECRETOS EN LA OREJA

El PMB le "contará" al RI un pequeño secreto directamente a la oreja mientras el RI se acerca rotando o ladeando levemente la cabeza.

Para los miembros superiores

UN PREMIO POR EL PAÑUELO CORRECTO

Al iniciar el ejercicio, el PMB con un pañuelo de color atado al cuello, se presentará al RI que estará tumbado boca abajo sobre una cuña. Mientras el PMB con la ayuda del TIA y del PI se coloca sobre la espalda del RI, este deberá recordar el color del pañuelo. Luego, cuando el PI le muestre diversos pañuelos a distintas alturas o distancias, el RI deberá tomar el que sea del mismo color que el que llevaba puesto el perro en el cuello.

Cabeza y tronco

DISFRAZAR A BLASA

Colocaremos diversos sombreros delante del PI y mediante una indicación (ya sea con el dedo o con la mirada) se los colocaremos al perro. ¿Está guapo? ¿Le queda bien? Probemos otro…

PCC. 34
PM perpendicular al RI y en echado o tumbado

Descripción de la PCC

PPC con el RI tumbado boca abajo, es decir: en pronación y con el perro manta echado perpendicularmente sobre una zona del cuerpo.

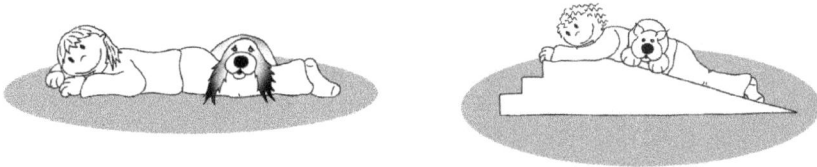

Objetivo de la PCC

Proporcionar un estímulo propioceptivo al RI e incrementar la temperatura local, facilitar la relajación muscular.

Ubicación y funciones del equipo

Posición y función del perro

El perro deberá permanecer sobre el RI en la posición en que el TIA lo deposite. Podrá estar recostado sobre los miembros inferiores o, si se trata de un perro-manta pequeño (PMB) y poco pesado, lo podremos colocar tumbado sobre la región lumbar del RI.

En cada una de estas dos posiciones, el perro-manta estará situado en forma perpendicular al usuario, con el cuerpo en contacto con el del RI y los miembros anteriores y posteriores relajados a ambos lados del cuerpo del RI, para aumentar la superficie de contacto entre ambos y evitar que los puntos de presión incidan sobre el RI.

En el caso del PMB, una vez que la UI haya saludado al RI, el perro –con la ayuda del TIA– se elevará y descenderá lentamente hasta que se apoye sobre la zona lumbar del RI. El TIA estirará los cuatro miembros para que descansen a ambos lados del cuerpo del RI.

Si se trata de un perro de mayor tamaño, luego del saludo, se tumbará en posición de esfinge, en sentido perpendicular al RI a la altura de los miembros inferiores que le indique el TIA, con el hocico cerca de las piernas.

El TIA lo manipulará para que la parte anterior pase por encima de las piernas del RI y el cuerpo del perro-manta se desplace siguiendo la tracción de las patas delanteras. Finalmente, cuando las patas anteriores lentamente desciendan con la ayuda del TIA, el cuerpo reposará sobre las piernas del RI.

En esta posición, el TIA comprobará que los puntos de presión (codos y rodillas) se apoyen sobre el suelo o la colchoneta. Debemos tener presente que para el perro es una situación poco habitual mantenerse tumbado sobre una superficie abultada.

Para deshacer la PCC, en el caso del PMB, elevaremos al perro sujetándolo con ambas manos.

Si se trata de un perro de mayor tamaño, sujetandole las patas anteriores cerca del tronco, las elevaremos e imprimiendoles un giro exterior de unos 90 grados sobre sus cuartos traseros, lo distanciaremos del cuerpo del RI.

Posición y función del TIA

De lo dicho anteriormente, inferimos claramente que el proceder del TIA dependerá del tipo de perro-manta con el que vamos a trabajar.

En el caso del PMB, el TIA tomará al perro por la parte anterior y posterior recogiendo, a la vez, las cuatro patas para evitar que contacten con el cuerpo del RI. Con el consentimiento del PI, lo depositará de forma perpendicular al RI sobre la zona lumbar del RI.

Luego, el TIA extenderá las patas anteriores y posteriores del perro para que reposen a cada lado del cuerpo del RI.

Si el TIA trabaja con un perro de mayor tamaño, deberá colocar al perro en posición de esfinge, perpendicular a las piernas del RI.

De pie, desde el otro lado de las piernas del usuario el TIA tomará las patas delanteras del perro cerca de las axilas, las elevará unos 30 grados y con suavidad tirará hacia arriba y hacia sí para facilitar que el cuerpo del perro se desplace hacia adelante y supere las piernas del RI

En ese momento, el TIA hará descender las patas delanteras para que la cavidad ventral del perro se apoye sobre las piernas del usuario.

Posición y función del PI

El PI supervisará la aproximación del perro al usuario y comprobará que se adapte anatómicamente a él.

Luego, se colocará al lado opuesto del TIA y motivará al RI a mover las piernas o el tronco para interactuar con el perro, por ejemplo, balanceándolo; o ayudará al RI a percibir y entender que tiene al perro sobre su cuerpo.

Posición y función del RI

El RI estará tumbado boca abajo sobre una superficie anatómicamente adecuada para proporcionarle una posición confortable y estable.

Antes de proceder a realizar la PCC, el RI deberá tener la posibilidad de saludar al perro con un gesto o en forma verbal ya que durante la PCC no lo podrá ver.

Podemos combinar esta PCC utilizando un segundo PM y así mientras que un PM está situado sobre el RI, éste podrá interactuar con el segundo perro situado frente a él.

Ejercicios prácticos

Para los miembros inferiores

BALANCÉAME

Con el PMB recostado sobre uno o los dos miembros inferiores, ani maremos al RI a que mueva las piernas para balancear al perro.

Para la estimulación cognitiva o sensorial

RELÁJAME

El PMB, tumbado perpendicular sobre la zona lumbar del usuario proporcionará calor y relajación a la musculatura del RI.

Para los miembros superiores

Esta PCC no contempla el trabajo directo de los miembros superiores.

Sin embargo, de forma indirecta, aprovecharemos el estímulo propioceptivo que el perro-manta ejerce sobre el RI, para favorecer la extensión de los brazos.

PREPARACIÓN DEL DESAYUNO

El RI estará acostado boca abajo sobre una cuña adaptada y el PM se colocará perpendicular sobre las piernas. Pediremos al RI que le prepare un plato de comida al perro.

Para ello, el PI sujetará un bote de premios a un lado del usuario y el TIA sujetará el plato del lado opuesto. El RI deberá extender el brazo para tomar un premio con la mano, cruzar su línea media y llevarlo hasta el plato.

Cuando la comida esté preparada, el perro saldrá de la PCC para ir a desayunar ante la atenta mirada del RI.

Cabeza y tronco

Uso indirecto de la PCC: aprovechando los beneficios de esta PCC, el PI planteará distintos objetivos para trabajar el tronco y la cabeza, ya sea de forma convencional o mediante la ayuda de un segundo perro.

UNA TORRE DE AROS

El RI en pronación y con el PMB sobre él deberá colocar sobre la cabeza o el lomo de un segundo perro los aros de felpa que el PI le entregará a diferentes distancias y a distintas alturas.

PCC. 35
PM paralelo al RI y en tumbado dorsal

Descripción de la PCC

El PM estará tumbado, paralelo al RI y reposará el cuello sobre el brazo del usuario.

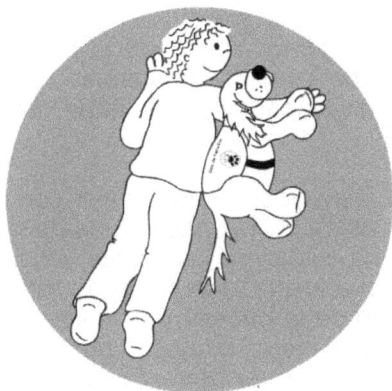

Objetivo de la PCC

Facilitar la relajación del RI mediante una contención leve del perro-manta.

Ubicación y funciones del equipo

Posición y función del perro

Debemos considerar que normalmente utilizaremos esta PCC cuando el RI esté tumbado boca abajo, con una actitud tensa, sin deseos de interactuar con el perro. La aproximación tendrá que ser lenta y respetuosa tanto para el usuario como para el perro.

El perro-manta se aproximará al RI, paralelo a él, en la dirección céfalocaudal (desde los pies hacia la cabeza del RI) y a una distancia mayor a un metro para no intimidar al RI. A la orden del TIA, se detendrá y se tumbará de lado, con las patas hacia afuera, en dirección al TIA y el lomo hacia el RI. El TIA hará una maniobra de aproximación al RI y colocará el dorso del perro en contacto con el costado del RI.

El perro-manta dejará al TIA manipular la cabeza para que la apoye sobre el brazo extendido del RI y descanse.

Posición y función del TIA

El TIA entrará junto al perro a la sala y se detendrá a cierta distancia del RI. Colocará al perro en posición de 'quieto' y 'sentado' para saludar a distancia al RI.

Después le pedirá al perro que se tumbe y se acueste de lado, cerca de uno de los costados del RI. Para facilitar que el dorso del perro haga contacto con el costado del RI, el TIA colocará una de sus manos en el pecho y la otra en los cuartos traseros del perro para empujarlo hacia el RI.

El TIA permanecerá de rodillas junto a la cavidad ventral del perro, para evitar posibles desplazamientos laterales del perro a la vez que protegerá con las manos la cabeza y la grupa del perro ante posibles movimientos del RI.

Cuando el PI considere oportuno proseguir con la PCC para facilitar una suave contención del RI, el TIA pasará una de las manos por debajo del cuello del perro para sostenerle la cabeza y, con la ayuda de la otra mano colocada en los cuartos traseros del perro, imprimirá un movimiento simultáneo de elevación de la cabeza y desplazamiento longitudinal del cuerpo el perro. De esta manera, la cabeza pasará por encima del brazo extendido del RI y, finalmente, el perro podrá descansar plácidamente sobre el RI, conteniéndolo.

Para deshacer la PCC, el TIA con ayuda de ambas manos sostendrá la cabeza del perro hasta que el RI saque el brazo de debajo. Luego las colocará sobre el dorso del lomo del perro y tirará hacia sí, con el fin de separarlo del RI.

A continuación le dará la orden de echarse en posición de esfinge para que se mantenga quieto a la espera de una nueva PCC.

Posición y función del PI

El PI se colocará cerca del RI, por lo general, se ubicará del lado opuesto a la unidad de intervención (formada por el perro-manta y el TIA) para tener una buena visión del RI y poder intervenir ya sea anticipándole las interacciones, reconduciéndolo, relajándolo o estimulándolo a interactuar con el perro.

Posición y función del RI

El RI se acostará boca abajo sobre una colchoneta o superficie adecuada y esperará que el perro-manta se acomode a un lado de su cuerpo. Según el grado de interés o aceptación, el RI rotará la cabeza hacia un lado o hacia el otro, para observar al perro o no. El hecho de que el perro esté de espaldas al RI, hará que este no se vea intimidado por la presencia cercana del rostro del perro frente al suyo.

Por otro lado, sobre el brazo extendido del RI reposará la nuca del perro; nunca la cabeza porque es demasiado pesada. De esta manera, lejos de imprimir una presión demasiado elevada, el RI se verá favorecido por una estimulación propioceptiva y un aumento localizado de la temperatura, no solo en el brazo sino en todo el lateral del cuerpo.

Ejercicios prácticos

Para los miembros inferiores

No se contempla el trabajo de los miembros inferiores en esta PCC.

Para la estimulación cognitiva o sensorial

PIANO, PIANO

Colocaremos cerca de la mano del RI un piano de juguete para que el RI y el PI interactúen a través de la música, mientras el perro descansa plácidamente la cabeza sobre el codo del RI.

Para los miembros superiores

Estímulo sensorial y propioceptivo sobre el miembro superior.
Con esta PCC se obtendrá una estimulación sensorial y propioceptiva del miembro superior del RI de forma pasiva, por el contacto directo del perro-manta sobre el RI, pero no por su participación activa.

Cabeza y tronco

ROTACIONES LATERALES

Invitaremos al RI a rotar la cabeza para buscar la del perro. Cada vez que esto se produzca, recibirá un estímulo, por ejemplo: colocaremos un aro sobre la cabeza del perro formando una torre o adheriremos una pegatina de colores sobre el pelaje, etc.

PCC. 36
PM paralelo al RI y en tumbado ventral

Descripción de la PCC

El perro-manta reposará paralelo al RI. Este lo abrazará con un miembro superiore, mientras que el perro permanecerá unido a él por medio de los miembros anteriores y posteriores libres.

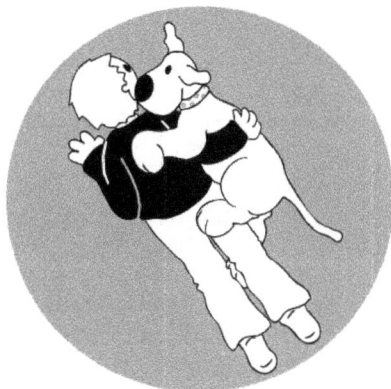

Objetivo de la PCC

El perro compartirá con el RI un espacio de relajación e intimidad.

Ubicación y funciones del equipo

Posición y función del perro

El perro-manta, con la guía del TIA, se aproximará hasta la distancia óptima para que el RI no se sobresalte para respetar su espacio vital. Cuando el PI lo considere adecuado, el perro se tumbará en esfinge entre el RI y el TIA, a la altura de los miembros inferiores del RI, a la espera de que el TIA lo manipule para ubicarlo correctamente.

Lentamente, el perro ascenderá reptando o con ayuda del TIA, a medio metro del cuerpo del RI aproximadamente, hasta la altura de la cintura escapular. Con la ayuda del TIA, el perro-manta se tumbará de lado, de forma tal que el dorso quede al lado del RI.

El TIA hará que el perro rote sobre el lomo 180 grados, de tal manera que el vientre del perro quede frente al cuerpo del RI; los miembros anterior y posterior que están sobre el suelo queden recogidos o acoplados al cuerpo del usuario y los miembros que están en la posición superior descansarán sobre el dorso y las piernas del RI.

La cabeza del perro y la del RI quedarán alineadas y, por lo tanto, también lo estará el hocico del perro, con todo lo que ello representa de positivo o de negativo. Si bien esta PCC favorecerá el contacto visual entre ambos, permitirá una intensa estimulación sensorial. También es cierto que esta es una PCC no recomendable para ser planteada en el inicio de la terapia con personas que sientan recelo del perro.

Posición y función del TIA

El TIA, con la conformidad del PI, aproximará al perro manta hasta la distancia crítica del RI para realizar un saludo formal de presentación.

A continuación, se colocará en cuclillas en dirección perpendicular al RI a la altura de la cintura y ordenará al perro sentarse a la altura de los pies del RI, entre el TIA y el RI, a una distancia de 40 cm de este.

Luego tirará suavemente de las patas delanteras del perro para lograr que este pase de la posición de sentado a la de echado en esfinge. Cabe destacar que si bien el TIA puede darle la orden gestual al perro para que se tumbe en esfinge, normalmente se prefiere la opción de manipularlo.

De esta manera logramos:

• Transmitir al perro-manta que en las posiciones cercanas al RI debe dejarse manipular. Así el perro entra en un estado de relajación, pues no debe estar pendiente de escuchar o recibir órdenes por parte de su TIA.

• Evitar posibles incidencias involuntarias del perro sobre el RI, dado que se controlan los movimientos del perro mediante la manipulación, dando una sensación de mayor control.

Posteriormente, el TIA sujetará el tronco con ambas manos y lo desplazará en forma longitudinal hasta que la cabeza del perro sobrepase la línea de la cintura escapular del RI. Desde esta posición, el TIA lo manipulará para que adopte la postura de echado en tumbado lateral con su dorso contra el RI.

En el momento que el PI considere adecuado, el TIA sujetará las patas anteriores con una mano, las posteriores con la otra y rotará longitudinalmente el cuerpo del perro-manta hasta que la cavidad ventral del perro quede frente al RI.

A continuación, el TIA colocará las patas anteriores: una sobre el dorso del RI y la otra debajo de la nuca del RI o bien recogida entre el cuerpo del perro y el del RI.

Luego, situará las posteriores: una, sobre la parte posterior de los muslos del RI y la otra, entre las piernas del RI (evitando que las rodillas del RI se toquen con la pata del perro) o bien en el hueco existente entre ambos cuerpos.

Para facilitar y controlar esta PCC, el TIA estará en cuclillas y sostendrá al perro colocando sus rodillas en el hueco dorsal (posición CPM), que es el espacio existente entre el dorso del perro y el suelo.

Para deshacer la PCC, el TIA sostendrá con una mano las patas anteriores y con la otra las posteriores y de forma simultánea separará sus rodillas del cuerpo del perro y tirará suavemente hacia sí para rotar el cuerpo del perro y después lo desplazará de forma lateral para que el perro deje de estar en contacto con el RI.

Posición y función del PI

El PI se situará al lado opuesto de la UI y dirigirá la aproximación del perro-manta. Además, guiará y acompañará las sensaciones del RI, facilitando su relajación junto al perro.

Posición y función del RI

Colocado en pronación sobre de una superficie apropiada y con los elementos necesarios para su correcta posición. Opcionalmente, el RI podrá acariciar el rostro del perro-manta con el brazo cercano a él o colocarlo por encima del cuerpo.

Ejercicios prácticos

Para los miembros inferiores

LEVÁNTAME LA PATA

Acariciaremos suavemente el muslo del RI, ayudados por la pata del perro, ejerciendo mayor o menor presión.

Animaremos al RI a levantar la pierna sobre la que descansa la pata del perro.

MÚSICA PARA MI PERRO

Acariciando igualmente el muslo del RI, el perro "pedirá" al RI un poco de música. El TIA o el PI deberán colocar estratégicamente un piano (de juguete, para infantes) debajo de los pies del RI; así el niño podrá regalar al perro una dulce melodía.

Para la estimulación cognitiva o sensorial

¿DÓNDE ESTA?

Con el RI y el perro enfrentados, alternativamente taparemos la cara del perro o la del RI con un pañuelo mientras le preguntamos: "¿Dónde está...?" Él sacará el pañuelo del rostro o esperará a que el PI o el TIA lo hagan por sorpresa.

Para los miembros superiores

UN ABRAZO CARIÑOSO

Motivaremos al RI a abrazar al perro, mientras que ambos se miran a los ojos.

Cabeza y tronco

UN PREMIO

Invitaremos al RI a rotar la cabeza de un lado hacia el otro, con el fin de mirar el bote de premios que está a un lado y luego mirar al perro, que está al otro lado, para que el PI o el TIA le entreguen uno.

CAPÍTULO 9

PCC con el RI en pronación y con el PM perro manta debajo de él

Descripción básica

Las PCC que describiremos a continuación tienen en común que el RI está colocado boca abajo –es decir, en pronación– y se recuesta sobre el cuerpo del perro que está en posición de tumbado lateral, de esfinge o en decúbito supino.

Cabe destacar la importancia de que el perro actúe como un buen perro-manta, esto es: que mantenga la posición el tiempo necesario y requerido por el equipo; imaginemos, por un momento, lo que implicaría que durante una PCC el perro se moviera o se levantara inesperadamente.

Para evitar tal situación es importante contar con un buen ejemplar, que el TIA se ubique de manera correcta para darle confianza al perro y, al mismo tiempo, mantenga un ajustado control del perro.

En estas PCC, se coloca al perro-manta en primer lugar y luego, el RI se ubica encima de él con la ayuda del PI.

De esta manera obtendremos las siguientes PCC según la posición que adopte el perro manta: tumbado, echado o decúbito supino y en función de la colocación en el espacio del RI en referencia al PM.

PCC.37- PM alineado al RI y en decúbito supino cefálico
PCC.38- PM alineado al RI y en echado caudal
PCC.39- PM perpendicular al RI y en tumbado dorsal
PCC.40- PM perpendicular al RI y en tumbado ventral
PCC.41- PM alineado a distancia con el RI y en esfinge o decúbito supino

Beneficios generales

Me gustaría relatar una pequeña anécdota que me ofrecieron Ariana, una hermosa niña con parálisis cerebral y un tono muy espástico que le dificultaba los movimientos, y su fisioterapeuta al valorar las sesiones de TAA que habían realizado durante algunos meses.

La terapeuta me comentó que, básicamente, los ejercicios que realizábamos con el perro se podrían realizar de igual forma mediante distintas técnicas. Este comentario me impactó y pensé que no le debería interesar demasiado proseguir con las TAA para esta RI.

Sin embargo, continuó diciendo que con las TAA no solo hacían los ejercicios y lograban los objetivos propuestos, sino que la niña era capaz de hacerlos y, al mismo tiempo, disfrutar y reír. Este motivo era suficiente para que la terapeuta decidiera continuar con las TAA, para agrado de la niña.

Los beneficios que recibirá el RI son extraordinarios; existen pocas superficies de trabajo que le permitan ejercitarse y además disfrutar de la propia sesión.

Algunos de ellos son:

• Sensación de estar arropado sobre una superficie caliente y suave que estimulará y al mismo tiempo relajará al RI.

• Aumentar las sensaciones propias del cuerpo del RI por medio de los estímulos somáticos, por ejemplo, el masaje somático, el calor o la presión.

• También tendremos en cuenta los estímulos vibratorios, al propiciar que el RI sienta la respiración del perro, el latir de corazón o los movimientos peristálticos en la cavidad abdominal.

• Estimular el control de la cabeza y del tronco del RI.

PCC. 37
PM alineado al RI y en decúbito supino cefálico

Descripción de la PCC

Cabe remarcar que si bien esta PCC es de especial relevancia por los distintos aspectos que con ella se pueden trabajar, solo se podrá llevar a cabo en el caso de que ambos miembros de esta PCC cumplan con determinados requisitos.

El perro-manta debe ser especialmente corpulento, con un lomo generoso y de abundante pelaje. El RI, además, no debe mostrar una actitud recelosa hacia el perro, debe ser de corta edad, bajo peso y corta talla.

Bajo estas premisas, el perro-manta en decúbito supino acogerá en su cavidad ventral al RI.

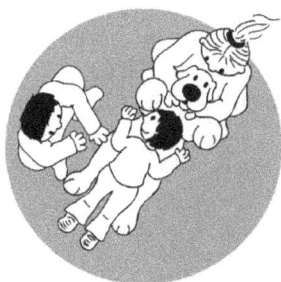

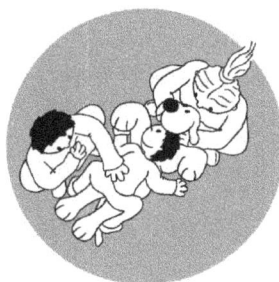

Objetivo de la PCC

Brindar un entorno que arrope, contenga y estimule al RI, bajo la dirección del PI y la supervisión del TIA, y así realizar al mismo tiempo, un trabajo de los músculos abductores de las extremidades inferiores, para normalizar el tono pélvico y mejorar la respiración del RI.

Ubicación y funciones del equipo

Posición y función del perro

Una vez realizado el saludo, el perro se tumbará de lado. El TIA se sentará en el suelo y lo contendrá entre las dos piernas. Seguidamente, a la orden de 'barriguita' ayudado con la manipulación para colocarlo tumbado boca arriba, entre las piernas del TIA.

El primer paso consiste en que se estabilice esta posición de 'barriguita' del perro; esperar a que los miembros anteriores se relajen quedando flexionados sobre el cuerpo y los miembros posteriores se extiendan longitudinalmente hacia atrás.

El TIA lo contendrá con las piernas y controlará las patas anteriores con las manos para preparar la llegada del RI.

Procederemos al segundo paso: el cuerpo del RI, con la ayuda del PI, se acoplará suavemente a la cavidad abdominal del perro y gracias a la manipulación del TIA sobre las patas anteriores, estas contendrán al RI mientras descansa sobre el perro.

Esta PCC puede ofrecer un tercer paso: el pelaje abundante permitirá al TIA imprimir desplazamientos en las cuatro direcciones del espacio sin que ello implique un cambio de ubicación del perro. Estos movimientos repercutirán directamente sobre el sistema vestibular del RI.

El cuerpo del perro debe permanecer relajado en todo momento, dejándose manipular y movilizar hasta que el PI retire al RI, o bien que por medio de una rotación lateral del PM, ambos queden tumbados de lado, en la PCC tumbado lateral paralelo ventral (PCC.42).

Posición y función del TIA

Sentado en el suelo, colocará el cuerpo del perro en posición de barriguita con la cabeza entre las piernas y la cola del perro entre los pies.

El TIA sujetará el cuerpo del perro entre las piernas y con las manos controlará las patas anteriores para evitar que las uñas puedan rascar el rosto del RI mientras se aproxima.

Una vez estabilizada la posición, el TIA le indicara al PI sobre qué zona depositar al RI.

La cabeza del RI deberá reposar sobre la cavidad torácica del perro, justo debajo de la línea mandibular; el abdomen del RI, sobre la cavidad ventral y las piernas, siguiendo la línea de la cola del perro, en medio de las patas posteriores o siguiendo la línea exterior.

El TIA, en todo momento, deberá tener en cuenta el bienestar del perro para evitar que el RI ejerza algún punto de presión sobre el vientre; mientras que el PI deberá supervisar activamente al RI.

El TIA podrá manipular las patas anteriores del perro para que interactúen con el RI o la cabeza del perro para que, cuando el RI levante la suya, ambos coincidan.

También podrá, sujetando ambos costados del cuerpo del perro, imprimir un movimiento longitudinal (hacia adelante y atrás), horizontal (hacia la derecha y la izquierda) o bien una combinación de ambos para lograr transmitir este movimiento al RI sin desplazar el perro en el suelo.

Para deshacer la postura, el TIA esperará a que el PI levante al RI de encima del perro y entonces lo manipulará para dejarlo tumbado de lado.

Otra forma de desarmar la posición es que el TIA suavemente retire una de sus piernas (separándola o doblándola) y con la ayuda del PI –que sujetará al RI– rote lateralmente al perro para que ambos descansen uno junto al otro. Una vez que el perro esté tumbado de lado con el RI entre sus patas, el TIA se colocará en cuclillas cerca del lomo del perro para brindarle soporte.

Posición y función del PI

El PI tomara en brazos al RI hasta que el TIA tenga preparado al perro-manta. Luego, lo depositará con cuidado en la misma dirección del cuerpo del perro.

Después colocará los brazos del RI para que cuelguen a ambos lados de la cavidad torácica del animal. Ubicará las piernas siguiendo la línea de la cola del perro o bien les imprimirá un movimiento de rotación externa y apertura lateral (abducción) para colocarlas siguiendo la curvatura de las patas posteriores del perro.

Durante toda la PCC, el PI se mantendrá de pie, en la vertical del RI, con ambas manos cerca o en contacto con él para garantizar su estabilidad, si fuera necesario.

Para deshacer la PCC, volverá a tomar en los brazos al RI. Si prefiere terminar con ambos sujetos relajados, el PI sostendrá el cuerpo del RI contra el perro, mientras el TIA lo rota lentamente.

Posición y función del RI

En brazos del PI, bajará hacia el perro como si planeara. Una vez colocado encima de él, recibirá una sensación de contención de un entorno caliente, peludo y vivo que lo estimulará sensorialmente.

Su cabeza descansará de lado sobre un costado del tórax del perro y, por consiguiente, para rotarla deberá elevarla para superar el esternón de la caja torácica del perro.

Sus brazos extendidos sobre el cuerpo del perro podrán sentir el tacto del pelo o bien reposarán en las axilas sobre las que podrá ejercer una mínima fuerza para ayudarse en la rotación lateral de su cabeza.

Los movimientos que el TIA le imprima al perro repercutirán directamente sobre el RI pues los percibirá directamente.

Las piernas podrán seguir la línea de la cola o bien, favoreciendo la abducción, seguir la curvatura de los miembros inferiores del perro.

Ejercicios prácticos

Para los miembros inferiores

SUJÉTATE FUERTE

Tener las piernas alrededor de las rodillas del perro facilitará la flexibilidad. El movimiento del perro se transmitirá hacia los miembros inferiores y será un estímulo motriz para el RI.

Para la estimulación cognitiva o sensorial

UNA DULCE CANCIÓN

Acompañaremos una canción rítmica y relajada con movimientos armónicos del cuerpo del perro con el fin de proporcionar al RI una estimulación vestibular, contención y calma.

Para los miembros superiores

ACARÍCIAME

Si el RI tiene los brazos libres a los costados del perro, lo animaremos a acariciar los laterales del perro-manta en ambos sentidos (a favor y en contra del crecimiento del pelo).

Si las manos están sobre las axilas, el TIA las comprimirá apretando suavemente las patas anteriores contra el pecho del perro-manta. El RI sentirá en sus manos un aumento de la presión y la temperatura.

Cabeza y tronco

PLANEANDO VOY

El PI sostendrá al RI para que se aproxime planeando hacia el perro. De esta manera, lo animaremos a mantener el torso y la cabeza erguidos.

Una vez realizada la PCC, el TIA imprimirá al perro una leve traslación lateral para que el perro pase de la posición de 'barriguita' a la de tumbado lateral. Así, bajo la supervisión del PI y con su apoyo, el RI deberá controlar la cabeza para seguir el movimiento del perro.

PCC. 38
PM alineado con el RI y en echado caudal

Descripción de la PCC

Al igual que en la anterior, en esta PCC también debe de existir una correlación de tamaño entre ambos participantes para que la posición anatómica sea beneficiosa para el RI cuando se acomode en cuadrupedia sobre la grupa del perro.

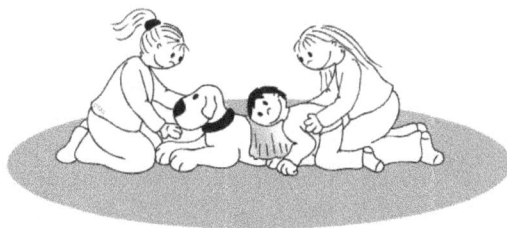

Objetivo de la PCC

Favorecer la postura de gateo y propiciar en el RI la sensación de carga del peso sobre las rodillas, la zona anterior de las piernas y los pies, así como también en sus brazos y manos.

Ubicación y funciones del equipo

Posición y función del perro

Para realizar esta PCC es muy importante que el perro no sufra dolores articulares pélvicos debido, por ejemplo, a una displasia y que anatómicamente goce de una grupa ancha y generosa.

Una vez hecha la presentación, el perro se tumbará en posición de esfinge de cara al TIA y mantendrá esta posición durante el tiempo requerido por el PI para facilitarle al RI la realización del ejercicio.

Con el fin de evitar que el RI ingiera pelo o se le adhiera al rostro, podríamos aplicar sobre el lomo del perro una tela que estará sujeta por el propio tronco del perro.

El perro-manta debe mantener la vista al frente, sin girar a mirarse la grupa, para evitar un cambio de dirección de su eje longitudinal. Puede, sin embargo, realizar movimientos ascendentes o descendentes con la cabeza.

Para deshacer la PCC, el perro esperará a que se incorpore el RI. Luego, según las órdenes del TIA se incorporará o se tumbará de lado.

Posición y función del TIA

El TIA dará la orden verbal o gestual para que el perro se coloque en posición de esfinge. Revisará que las cuatro extremidades estén perfectamente alineadas y asentadas en el suelo o sobre una superficie rígida y estable.

Cuando el TIA considere que el perro está en la posición adecuada y en condiciones de recibir al RI, se lo indicará al PI, quien suavemente reclinará al RI sobre la grupa.

Durante este procedimiento, el TIA deberá supervisar la estabilidad de la grupa del perro para evitar que este se desplace o se tumbe hacia un costado. Si sucediera, el TIA deberá contrarrestarlo mediante la manipulación o, en caso necesario, repetir la aproximación.

Según se desarrolle el ejercicio, el TIA, mediante luring (seguimiento de un premio con la cabeza), puede hacer que el perro mueva la cabeza en dirección vertical u horizontal, sin producir con ello un desplazamiento del tronco.

Posición y función del PI

Una vez que el perro esté tumbado en posición de esfinge controlada por el TIA, el PI colocará al RI en cuadrupedia sobre la grupa del perro. De esta manera, las rodillas del RI estarán apoyadas en el suelo, la parte anterior de los muslos se apoyarán en los cuartos traseros del perro y el tronco del RI estará reclinado sobre la grupa y el lomo del perro.

A partir de aquí, el RI mantendrá esta posición motivado por una cantidad de ejercicios que lo harán interactuar con el perro.

Posición y función del RI

Cuando el RI se sienta seguro con el perro y hayan creado un vínculo de confianza mutua, se podrá realizar esta PCC.

Luego de la presentación entre ambos, el RI ayudado por el PI –o bien dirigido por él– se acoplará a la grupa del perro reposando sus brazos y sus piernas a ambos costados del lomo del perro.

Las manos y las rodillas harán contacto directo con el suelo y, de esta manera, motivado por el equipo, el RI podrá ejercer presión sobre ellas y enderezar o rotar lateralmente su cabeza.

Ejercicios prácticos

Para los miembros inferiores

EL GATEO

Podríamos estar tentados de aplicar un movimiento de traslación longitudinal del conjunto de la PCC, es decir que el PM con el RI colocado sobre él, reptara para facilitar que el RI gateara.

Sin embargo, en ese caso no se podría garantizar el uso correcto de la PCC, ya que al producirse un desplazamiento de todo el cuerpo del perro no podríamos garantizar su bienestar ni la repercusión de este movimiento dinámico sobre el RI.

Recordemos que el perro-manta debe adoptar una determinada posición estática el tiempo necesario y requerido por el PI. Por este motivo, en esta PCC también mantendremos al perro-manta estático y trabajaremos el gateo acomodando al RI sobre el perro para trabajar la posición de gateo, o bien lo mantendremos a cierta distancia del RI para que este acceda a él gateando y su premio sea apoyarse y relajarse sobre la grupa del perro-manta.

Por otro lado, simular un gateo sin desplazamiento (levantando una rodilla y a continuación la otra) sería un movimiento que molestaría al PM que, por consiguiente, se reacomodaría, viéndose alterada la postura. Por esa razón, esta PCC se debe realizar siempre en forma estática.

Para la estimulación cognitiva o sensorial

LAS RIENDAS

Fabricaremos una trenza larga, hecha de distintas texturas: lana, hilo, nylon, cuero, tejido polar, etc. y la pasaremos por la argolla del collar del perro, la que en este caso no ubicaremos sobre la nuca, sino debajo del mentón.

Esta trenza, una vez pasada por el collar, deberá reposar a ambos lados del cuerpo del perro a modo de riendas. El RI las tomará y tirará de ellas con fuerza hacia él. En ese momento, el TIA utilizará el luring para inducir al perro a levantar la cabeza.

Para los miembros superiores

LUGARES SORPRENDENTES

El RI estará recostado sobre el perro-manta con las rodillas bien apoyadas en el suelo. Lo invitaremos a buscar con las manos los premios escondidos en los laterales del cuerpo del perro: debajo de las axilas, en las ingles, cerca de la barriga.

Cada vez que encuentre un premio, extenderá bien el brazo para entregárselo al perro, quien –con la ayuda del TIA– girará lateralmente la cabeza.

Cabeza y tronco

UN ENCAJE PERRUNO

A un lado del cuerpo del perro, colocaremos las distintas piezas de un encaje a una cierta distancia, para fomentar el desplazamiento de los miembros superiores del RI, mientras las rodillas se mantienen en posición de gateo.

Cada vez que el RI localice o tome una pieza, deberá rotar su cabeza hacia el lado opuesto para localizar la base del encaje.

Entretanto, el PI pasará la pieza en cuestión de un lado al otro para que el RI la pueda colocar cuando haya girado la cabeza.

A continuación, repetiremos la secuencia: girar la cabeza, localizar la pieza, girar la cabeza, colocar la pieza.

PCC. 39
PM perpendicular al RI y en tumbado dorsal

Descripción de la PCC

El RI, acostado boca abajo, se aproximará al perro por el dorso apoyando su cabeza sobre el lomo del perro.

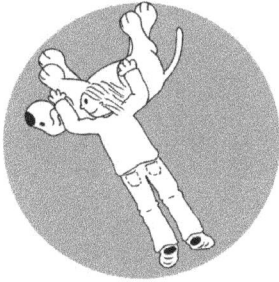

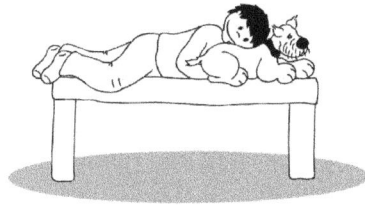

Objetivo de la PCC

El RI se aproximará y se relajará junto al perro, pero sin que lo experimente de forma invasiva.

Ubicación y funciones del equipo

Posición y función del perro

En esta PCC el perro puede estar tumbado de lado o en posición de esfinge. Mantendrá esta postura el tiempo necesario, requerido por el equipo.

El perro deberá tener una actitud neutral, para permitir al RI decidir el momento de un contacto más íntimo con él.

Posición y función del TIA

El TIA guiará al perro para que adopte una determinada posición (tumbado lateral o esfinge). Luego, supervisará su bienestar y la postura mientras el RI se encuentra sobre él.

Es indispensable que el TIA compruebe que no haya una excesiva presión sobre la columna vertebral o sobre la articulación escapular del perro-manta.

Posición y función del PI

El PI brindará confianza y motivación al RI para que se relaje y disfrute de un contacto controlado con el perro.

El RI tendrá que superar un desnivel importante, marcado por la altura del lomo del perro. El PI deberá aplicar las medidas necesarias (por ejemplo, colocar cuñas) para que el RI adopte una postura anatómicamente correcta.

Posición y función del RI

Una vez que el perro esté bien colocado, el RI se aproximará al perro por el dorso con ayuda del PI y, de forma suave y progresiva, entrará en contacto con él hasta que finalmente apoye su cabeza sobre el lomo. La cabeza del perro estará fuera del alcance del RI y esto le proporcionará una sensación de tranquilidad y de mayor control sobre la situación.

Ejercicios prácticos

Para los miembros inferiores

En esta PCC no se contempla el trabajo de los miembros inferiores.

Para la estimulación cognitiva o sensorial

RELAJARSE

Estar tumbado y relajado sobre un perro, al que inicialmente podría mostrar un poco de reticencia, puede representar para el RI un logro importante, una inyección de autoestima, una sensación agradable de triunfo.

Para los miembros superiores

ABRAZAR

Animaremos al RI, tumbado sobre el perro-manta, a pasar un brazo por debajo de la cabeza del perro y el otro por encima del lomo, con el fin de abrazarlo.

Cabeza y tronco

UN COJÍN PELUDO

Cuando el perro esté bien colocado, colocaremos sobre él cojines de distintos colores. Cada vez que el RI, recostado en pronación, levante la cabeza, sacaremos uno de ellos y el RI se volverá a recostar suavemente sobre otro cojín.

El RI deberá repetir esta operación hasta que no haya más cojines y, de esta manera, se recueste y se relaje sobre el pelaje del perro.

PCC. 40
PM perpendicular al RI y en tumbado ventral

Descripción de la PCC

En esta PCC, el RI, en pronación, descansará sobre el cuerpo del perro-manta que actuará como una cuña. De esta manera, tendrá los brazos libres del otro lado del cuerpo del perro.

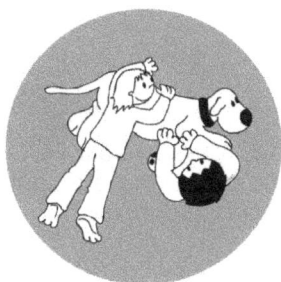

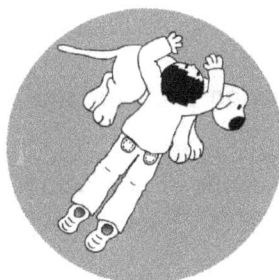

Objetivo de la PCC

El RI, recostado en pronación y en contacto directo con el perro-manta, recibirá toda la estimulación táctil y vibratoria del perro y realizará un trabajo activo con los miembros superiores y con el control cefálico.

Ubicación y funciones del equipo

Posición y función del perro

El perro se tumbará de lado y esperará a que el RI se coloque sobre su tronco a la altura de la cavidad abdominal o de la cavidad torácica y deje, de esta manera, colgar los brazos por sobre el lomo.

Para permitir que el RI disponga de un área desocupada cerca del lomo del perro y al alcance de sus manos, el TIA no entrará en contacto directo con el lomo del perro. Esta operación será viable ya que la presión de empuje que ejercerá el RI sobre el cuerpo del perro no será tanta elevada como cuando el RI en supinación está tumbado sobre el perro-manta.

El perro no deberá moverse ni levantarse bajo ningún concepto y deberá permitir el contacto y proximidad de un segundo perro manta en la misma PCC.

Cuando el RI se haya retirado, el perro-manta podrá levantarse por la manipulación o los comandos del TIA.

Es importante destacar y recordar que en estas PCC no debemos premiar al perro ya que esto elevaría el estado de alerta y, por lo tanto, dificultaría su relajación.

Posición y función del TIA

En el apartado anterior, hemos comentado que en esta PCC el TIA no podrá estar en contacto directo con el lomo del perro para contener la presión que el RI pueda ejercer y brindarle al perro seguridad.

Así pues el TIA se colocará, según la situación pactada previamente entre el PI y el TIA.

- Alineado con la cabeza del perro (aunque esto limitaría su acción sobre la zona posterior del perro).

- Perpendicular al lomo del perro y a cierta distancia de la columna vertebral, para así, facilitar que el RI tenga un espacio de actuación.

Este espacio puede servirle al RI como superficie de apoyo, a modo de mesa: para que haga encajes, mueva objetos o también para colocar un segundo perro-manta, más pequeño, para que el RI lo acaricie.

Tenemos que destacar que en el caso de que el TIA esté frente al RI, interactuará con él mientras que el PI facilitará esta interacción.

Posición y función del PI

Una vez colocado el RI, el PI se ubicará detrás de él para supervisar la posición y facilitar el movimiento de los miembros superiores del RI. También podrá colocarse frente a él, para interactuar junto con él; aunque en este caso no podrá supervisar constantemente la posición del RI sobre el cuerpo del perro y dejará esta tarea a cargo de un segundo PI.

Posición y función del RI

Tumbado boca abajo sobre el abdomen o sobe el tórax del perro, el RI reposará la cabeza sobre el lomo del perro mientras los brazos se extenderán por encima del lomo. De esta manera podrá interactuar con los elementos que se coloquen en el suelo, detrás del perro-manta.

Ejercicios prácticos

Para los miembros inferiores

En esta PCC no se contempla el trabajo de los miembros inferiores, aunque para relajar al RI podremos acariciarlos con las patas del perro.

Para la estimulación cognitiva o sensorial

UN SEGUNDO PERRO MANTA

Una vez que el RI esté colocado sobre el perro-manta grande (PMA), el TIA presentará un segundo perro-manta pequeño (PMB) que se desplazará frente a él, de un extremo al otro del PMA y así el RI lo seguirá con la mirada.

El TIA también podrá tumbar al PMB en posición de esfinge, al costado del PMA, para que el RI lo acaricie.

Para los miembros superiores

EL PIANO

Colocaremos un piano infantil en el espacio existente entre el lomo del perro-manta y el TIA para que el RI lo toque. Cada vez que lo haga, el TIA manipulará la cola del perro para que le roce la mejilla.

Cabeza y tronco

LOS HUEVOS DE PASCUA

El perro llegará a la sala con un cesto colgado de su boca. Cuando el RI esté situado sobre el perro, colocaremos frente a él huevos de pascua repartidos por el suelo; algunos, a la vista y otros, escondidos debajo de un pañuelo. El RI deberá recogerlos y colocarlos dentro del cesto (con la ayuda necesaria) para que el perro, al acabar la sesión, se los pueda llevar.

PCC. 41
PM alineado a distancia al RI y en esfinge

Descripción de la PCC

Para realizar esta PCC, el RI estará reclinado sobre una superficie que lo sitúe por encima del perro manta.

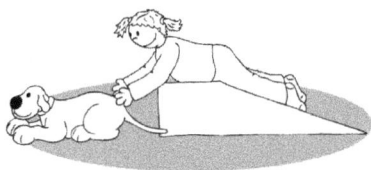

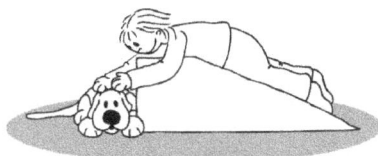

Objetivo de la PCC

El RI, en pronación, interactuará frontalmente con el perro, aumentando así la extensibilidad de los miembros superiores, el control de la cabeza y del tronco.

Ubicación y funciones del equipo

Posición y función del perro

El perro se tumbará en esfinge, perpendicular a la superficie de apoyo del RI, justo debajo de la vertical del RI para que este lo pueda ver en todo momento.

El perro se mantendrá quieto, a la espera de que el RI le acaricie el lomo.

En esta PCC, no se aconseja que el perro se coloque en la postura de decúbito supino o en la de tumbado de lado, puesto que estas dos últimas posiciones colocarían al descubierto el abdomen del animal.

Es importante mencionar este punto debido a que el RI podría ejercer una elevada presión en esa zona por estar en posición de pronación, elevada con respecto al perro.

Asimismo, el perro podría tumbarse en posición de esfinge, alineado al RI, de frente a él, con el fin de que el RI le dé premios o se produzca un contacto visual entre ambos; o bien, en dirección cefálica, si lo que nos interesa es que el RI siga con la mirada el movimiento de la cola del perro dentro de su campo visual o que este le haga cosquillas en la cara con la cola.

Posición y función del TIA

El TIA expondrá las distintas posiciones que puede adoptar el perro-manta bajo la posición del usuario, es decir: perpendicular en esfinge, paralelo cefálico o caudal.

El uso de cada una de estas posiciones brindará unos u otros ejercicios y beneficios para el RI. Una vez que se haya decidido qué posiciones adoptará el perro durante la sesión, el TIA manipulará al perro para que se coloque en una determinada postura o lo guiará por medio de comandos gestuales o verbales.

Si el RI se encuentra ya tumbado boca abajo sobre la superficie rígida de la cuña, el TIA manipulará al perro para que adopte la posición que el PI espera, con el fin de que no dañe o asuste al RI. En el caso de que el perro se coloque primero, el TIA podrá darle la orden de echarse en un determinado sitio y mantenerse quieto.

Una vez colocado el perro en la PCC, el TIA se ubicará en la zona central, es decir, entre las patas delanteras y posteriores, para supervisar las caricias que el RI le efectúe, direccionar la cabeza para que mire al RI o mover la cola para que el RI la siga con la mirada.

Al deshacer la PCC, si el RI continúa próximo al perro, el TIA lo manipulará hasta que quede fuera de la zona de contacto del RI y entonces le dará la orden de levantarse.

Posición y función del PI

El PI colocará o guiará al RI para situarse encima de la cuña o la mesa. A continuación, se quedará cerca de él para indicarle o guiarlo en la interacción con el perro.

Posición y función del RI

El RI estará situado sobre un plano inclinado o cuña, levemente avanzado sobre el plano para que los brazos y la cabeza queden fuera de este; es decir, para que estén libres para poder tocar, presionar, acariciar, seguir con la mirada la cola, elevar su cabeza para ver al perro, etc.

Ejercicios prácticos

Para los miembros inferiores

EL CONTRAPESO

En esta PCC no se contempla el trabajo de los miembros inferiores, aunque la podríamos complementar colocando sobre las piernas del RI un perro-manta de pequeño tamaño para que haga contrapeso con la parte anterior del cuerpo del RI (PCC.34) y de esta manera influir en la extensión de las piernas del PI al activar la musculatura posterior de los miembros inferiores.

Para la estimulación cognitiva o sensorial

UN PLATO DE COMIDA

Situaremos al perro frente al RI; ambos estarán ubicados de forma paralela y alineada, dejando un espacio entre ambos en el que pondremos un plato para perro.

El juego consiste en que el RI deberá recoger del suelo las distintas bolitas de pienso que se han caído y desparramado al colocar el plato en el suelo.

Todo esta maniobra se realizará ante la atenta mirada del perro que esperará, impaciente, que su cuenco vuelva a estar lleno.

Para los miembros superiores

SÁCAME LAS PINZAS

El perro estará situado en posición perpendicular y debajo del campo visual del RI. Invitaremos al RI a acariciarlo y a tocarlo para sacarle las distintas pinzas que el perro tendrá colocadas por el lomo o por el cuerpo.

Cabeza y tronco

EL VAIVÉN DE LA COLA

Ubicaremos al perro alineado con el RI, pero esta vez de forma caudal, para que en el espacio existente entre ambos el perro pueda mover la cola de un lado hacia el otro.

El TIA moverá la cola del perro, mientras este permanece quieto, con el objetivo de que el RI la siga con la mirada o le haga cosquillas en las orejas cada vez que el RI gire la cabeza hacia uno u otro lado.

Capítulo 10

PCC con el RI en decúbito lateral y el PM sobre él

En estos dos últimos capítulos el RI estará colocado en decúbito lateral y clasificaremos las distintas PCC en función de la posición relativa del perro-manta: si el PM se encuentra ubicado por encima (capítulo 10) o por debajo (capítulo 11) del RI.

Nos encontramos en este momento con el RI colocado en decúbito lateral junto al perro-manta, una posición que propicia una situación de proximidad y relajación entre ambos y que favorecerá tanto el vínculo del RI con el perro-manta como el trabajo activo del RI junto al perro.

Debemos aclarar que únicamente describiremos una única PCC en la que el perro estará parcialmente ubicado sobre un RI tumbado en decúbito lateral (PCC.42, véase más abajo) ya que las demás posiciones que podríamos plantear resultan poco útiles. A modo de ejemplo: si el RI se encuentra en decúbito lateral y el PM está situado perpendicular a él, en el momento que se apoye sobre el RI le restará estabilidad.

Por lo tanto, en este capítulo describiremos la siguiente PCC:

PCC.42- PM paralelo al RI y en tumbado ventral

Beneficios generales

Algunos de los beneficios que obtendremos con esta PCC son:

- Percepción del cuerpo a través del masaje somático
- Trabajo de la línea media del RI
- Apertura de los miembros superiores
- Mejorar el control de la mirada
- Estimulación sensorial: auditiva, olfativa, táctil…

PCC. 42
PM paralelo al RI y en tumbado ventral

Descripción de la PCC

En esta PCC, el perro-manta y el RI estarán situados paralelamente, uno frente al otro. El perro adoptará el papel activo de arropar con sus extremidades anteriores y posteriores al RI, sin esperar que éste interactúe con él abrazándolo (a diferencia de las PCC 46 y 47, que posteriormente comentaremos).

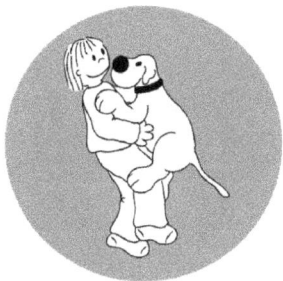

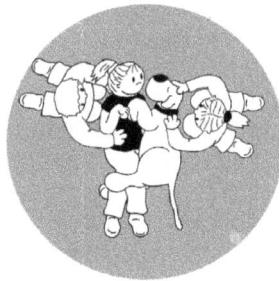

Objetivo de la PCC

Establecer un clima de complicidad y proximidad entre ambos, favorecido por la contención en forma de abrazo del perro-manta hacia el RI y por el contacto visual próximo y duradero.

Ubicación y funciones del equipo

Posición y función del perro

Esta PCC puede derivarse de dos posibles situaciones: La primera es que se produzca como primera posición y la segunda, que se derive de otra PCC, por ejemplo de la PCC 37.

En el caso que consideremos realizar esta PCC como primera postura, el perro se tumbará de lado, lejos del RI y esperará a que el PI coloque sobre la colchoneta al RI en decúbito lateral.

A continuación, mediante la manipulación del TIA, el perro-manta rotará longitudinalmente 180 grados hasta que la cavidad ventral esté frente al RI y las patas que quedan en posición superior se apoyen sobre el cuerpo RI.

Si la cavidad ventral del perro ya se encuentra encarada al RI, el TIA lo empujará suavemente por el lomo hasta que sea posible colocar las patas en posición superior sobre el RI.

Flexionaremos las patas que queden en posición inferior para que descansen entre el RI y el cuerpo del perro, para evitar que la pata inferior anterior pueda molestar al RI.

La cabeza del perro permanecerá frente a la del RI durante la PCC. Por este motivo, es importante no permitir que el perro lama al RI y observar que mantenga un contacto visual con él. Asimismo, la respiración del perro será un motivador sensorial para el RI.

Para deshacer la PCC, el TIA tomará las patas que están en la posición superior con ambas manos y suavemente tirará hacia sí, para hacer rotar de nuevo al perro, con el fin de que el PI pueda levantar al RI sin que el cuerpo del perro se interponga.

Si esta PCC es posterior a otra PCC, llegaremos a ella mediante la manipulación simultánea del perro manta y del RI.

Posición y función del TIA

Realizada la presentación entre RI y el perro, el TIA mandará tumbarse al perro y aguardará que el PI coloque al RI en la posición deseada.

El TIA realizará todos estos procedimientos colocado en cuclillas justo detrás del lomo del perro-manta y acompañará todos los movimientos con un lenguaje comprensible para el RI, anticipándole así la acción. El TIA manipulará al perro para que este quede enfrentado y próximo al RI. Luego apoyará suavemente las extremidades del perro sobre el RI y, a continuación, ejercerá una suave pero constante presión, para que el RI sienta el abrazo del perro.

Es importante que durante esta maniobra el TIA controle la cabeza del perro para que no invada la distancia crítica del RI ni se produzcan lametones indeseados.

Por este motivo, es aconsejable que mientras se colocan las patas sobre el RI, el TIA aleje la cabeza del perro de la del RI, desplazándola ligeramente hacia atrás.

Una vez que el PI se haga cargo del conjunto RI-patas del perro, el TIA acercará el hocico del perro a la cara del RI lo máximo que el RI o el PI le permitan para que, por ejemplo, sienta su respiración; o bien, manipulará la cabeza del perro para que se produzca un buen contacto visual entre ambos.

Esta es una PCC en la que se busca relajar al RI en un contexto cálido; por esta razón, el TIA hablará de forma suave y tranquila.

Posición y función del PI

El PI se encargará de guiar y supervisar el abrazo del perro al RI, para que este se efectúe en el lugar óptimo y acompañará todo el proceso gestual y verbalmente.

Posición y función del RI

Tumbado en decúbito lateral, sentirá la proximidad, el calor, la respiración y la presión del perro a su lado; facilitando así que se relaje, ya sea para finalizar una sesión de trabajo o calmar un estado ansioso.

Ejercicios prácticos

Para los miembros inferiores

MASAJES DE CALCETINES

Tendremos preparados un juego completo de calcetines hechos de distintas texturas: felpa, plástico, algodón, licra, etc. El juego consistirá en que el TIA coloque un determinado calcetín en la pata del perro y con él le acaricie el muslo del RI, mientras este se mantiene bien quieto y relajado.

El RI marcará el fin del masaje moviendo o desplazando su muslo para así levantar o desplazar la pata del perro.

Para la estimulación cognitiva o sensorial

POR UNA MIRADA..., UN BESO DE ESQUIMAL

Únicamente se podrá realizar este juego si al RI le resulta motivante el beso de los esquimales (nariz contra nariz) y si el perro no da lametones.

De ser así, cada vez que se produzca un contacto visual el TIA aproximará lentamente el hocico del perro hacia el rostro del RI hasta que ambas narices se toquen.

Para los miembros superiores

COSQUILLAS DE TARZÁN

Con este juego trabajaremos con las dos manos del RI, pidiéndole que acaricie o rasque aquella parte del cuerpo del perro que tenga próxima a la mano: el pecho, la barriga, etc.

Cabeza y tronco

MANTENERME ERGUIDO POR TI

Mantenerse en decúbito lateral junto al perro, relajándose o interactuando con él, contento y alerta, representa un trabajo importantísimo para el esquema corporal y de la musculatura del RI.

CAPÍTULO 11

PCC con el RI en decúbito lateral y el PM debajo de él

Descripción

En las PCC que describiremos a continuación, el RI se situará de forma completa o parcial sobre el perro-manta, adoptando un papel activo.

En función de la posición y la dirección en que se encuentre el PM respecto al RI, encontraremos las siguientes PCC:

PCC.43- PM perpendicular al RI y en tumbado ventral; cavidad abdominal.

PCC.44- PM perpendicular al RI y en tumbado ventral, cavidad torácica.

PCC.45- PM perpendicular al RI y en tumbado dorsal.

PCC.46- PM paralelo al RI y en tumbado dorsal.

PCC.47- PM paralelo al RI y en tumbado ventral.

Beneficios generales

El clima de complicidad y proximidad que se crean en estas PCC facilitará

- La estimulación vibratoria de la respiración, del latir del corazón, de los movimientos peristálticos.
- La estimulación sensorial a través del pelaje del perro, de su temperatura corporal, de su aliento al respirar.
- El aumento de la apertura y disminución en el tono del brazo de carga.
- El aumento de la elongación en el brazo de carga.
- El patrón flexor.
- La libertad de movimiento del brazo libre.
- El trabajo dela línea media del RI.

Este ambiente favorecerá que el RI se sienta relajado en este entorno en el que, además, podrá trabajar activamente mientras el perro-manta adopta un rol más pasivo y de soporte físico y emocional.

PCC. 43
PM perpendicular al RI y en tumbado ventral en la cavidad abdominal

Descripción de la PCC

El RI, tumbado perpendicular al perro-manta, apoyará la cabeza en el abdomen del perro ya sea enfrentado a la cola o a la cabeza del perro.

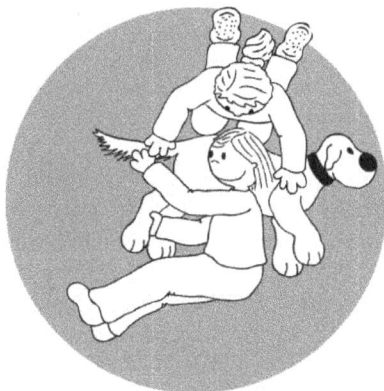

Objetivo de la PCC

Favorecer la elongación del brazo libre (o superior) para que pueda tocar e interactuar con las partes más distantes del cuerpo del perro y también percibir numerosos estímulos sensoriales y propioceptivos.

Ubicación y funciones del equipo

Posición y función del perro

Si la PCC se realiza como primera postura, el perro se echará sobre la colchoneta arropado por el TIA y esperará a que el RI se recueste suavemente sobre su abdomen.

Si el RI, por el motivo que fuera, ya estuviera recostado en el suelo, el TIA mandará a sentarse al perro-manta fuera del campo visual y a una distancia superior a la distancia crítica del RI.

Posteriormente, manipulará al perro hasta acostarlo de lado y, empujándolo suavemente por el dorso, lo acercará en dirección perpendicular a la cabeza del RI, mientras que el PI incorpora al usuario para situarlo correctamente sobre el abdomen del perro.

El perro deberá permanecer relajado mientras el TIA le mueve la cola, le levanta y voltea 45 grados la cabeza o manipula las patas en la posición superior para que arropen el cuerpo del RI.

Posición y función del TIA

El TIA se situará detrás del lomo del perro, con las manos sobre las cinturas escapular y pélvica del perro-manta para supervisarlo. También manipulará las patas, la cola y la cabeza para hacerlo interactuar con el RI.

Posición y función del PI

Cuando el RI esté apoyado sobre el abdomen del perro, el PI supervisará que el ángulo de contacto permita un buena colocación del RI, asegurando con cuñas el trasero del RI, utilizando un cojín, sus propias rodillas o las patas del perro para evitar que se deslice hacia abajo y pierda la posición anatómicamente correcta.

Se quedará al lado del RI, dentro de la cavidad ventral del perro, guiando y supervisando la interacción entre el RI y el perro-manta.

Posición y función del RI

El RI recostará la cabeza sobre el abdomen del perro, un espacio acogedor por su forma cóncava que, a modo de cojín, transmitirá al RI la suavidad del pelaje, el calor que éste desprende y los ruidos peristálticos de los intestinos.

Un conjunto de sensaciones que seguramente lo relajarán y predispondrán para trabajar con su brazo libre, por ejemplo: tomándole la pata y acariciándola, siguiendo la cola con su mirada, acariciando la cabeza, dándole premios al perro, etc.

El brazo inferior del RI permanecerá en la cavidad ventral y se calentará debajo de una de las patas del perro, en el pliegue inguinal o axilar. El RI con la ayuda del PI podrá rotar 180 grados para combinar el trabajo activo de ambos brazos. En ese caso, mientras el PI rota al RI, el TIA colocará las manos debajo de la cabeza del RI para evitar que la rotación se produzca directamente sobre el cuerpo del perro.

Ejercicios prácticos

Para los miembros inferiores

No es una PCC pensada directamente para el trabajo de las piernas del RI, excepto que la combinemos con un segundo perro-manta, a modo de cuña. Todo y así, si el RI es pequeño puede abrazar con sus piernas la pata inferior del perro, ayudándolo a normalizar su tono muscular, a relajarse y sentirse aún más confortado

Para la estimulación cognitiva o sensorial

SOPLARLE LA COLA AL PERRO

Mientras el TIA mantiene la cola del perro levantada, el RI deberá soplar para lograr que se mueva (con la complicidad del PI y el TIA). Si el niño no puede o no sabe soplar, podemos sugerirle que emita un sonido o mueva una parte de la cara.

Cada vez que esto ocurra, colocaremos al perro un elástico con un cascabel en la cola y, de esta manera, el soplo del RI hará que cada vez que se mueva, haga más ruido.

Para los miembros superiores

LEVANTAR LAS PATAS PERRUNAS

No es lo mismo para el RI levantar la pata superior del perro si está tumbado en supinación que en decúbito lateral.

En este juego de pesas perrunas, el PI motivará al RI para que levante la pata libre cercana a su brazo libre para obtener premios para el perro. El TIA puede ayudar al RI a levantar la pata, manipulando por fuera las patas del perro.

Cabeza y tronco

AROS DE LA COLA A LA CABEZA

Colocaremos unos aros rígidos y anchos en la cola del perro para que el RI los tome con la mano libre y, con la ayuda del PI, rote para colocarlos sobre la cabeza o en la boca del perro.

Para realizar esta operación, el TIA deberá sostener al perro con el apoyo de sus rodillas; mantener y manipular la cola para que el RI tome un aro; contener la cabeza del RI para que, al rotar, no impacte sobre el perro; manipular la cabeza del perro para que el RI pueda colocar el aro sobre la cabeza o bien mandar al perro que recoja el aro con su boca de la mano del RI.

El PI se encargará de manipular, dirigir y ayudar al RI con los aros y el volteo.

PCC. 44
PM perpendicular al RI y en tumbado ventral en la cavidad torácica

Descripción de la PCC

El RI estará acostado en dirección perpendicular al perro-manta con la cabeza apoyada en el tórax del perro, enfrentado a la cabeza o a la cola del perro.

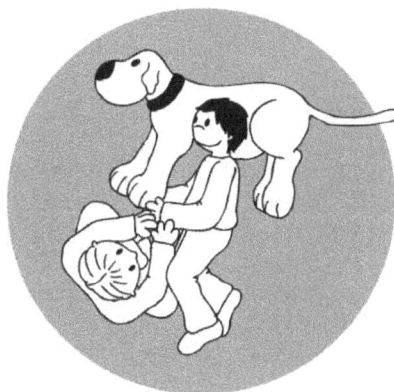

Objetivo de la PCC

Favorecer la elongación del brazo libre (o superior) para que pueda tocar e interactuar con las partes más alejadas del cuerpo del perro. También brindar al RI una posición en la que exista una mayor facilidad para el movimiento cervical, gracias a la curvatura convexa del tórax del perro.

Ubicación y funciones del equipo

Posición y función del perro

Al igual que en la PCC 43, el perro permanecerá tumbado perpendicular al RI, quien se recostará sobre la caja torácica con la ayuda o guía del PI y bajo la supervisión del TIA.

Estar recostado sobre la caja torácica del perro favorecerá la posibilidad de percibir el ruido de la respiración, de sentir el latido del corazón, de recibir las vibraciones resultantes de la percusión sobre la caja torácica del perro por parte del TIA y también de relajarse sobre una superficie suave como el pelaje del perro.

La proximidad que ofrece la PCC facilitará que pueda interactuar con el perro con la mano libre, acariciándolo, dándole de comer, etc.

Posición y función del TIA

El TIA se colocará de cuclillas detrás del lomo del perro con las manos encima de él para supervisarlo y manipular las extremidades o el cuerpo y para que estimule sensorialmente al RI. Por ejemplo, rascando el pelaje o percutiendo sobre la caja torácica para que el RI perciba las sensaciones.

Posición y función del PI

Luego de conformada la postura, el PI se colocará en el hueco abdominal del perro para garantizar la correcta ubicación del RI sobre el perro durante toda la sesión.

Si fuera necesario, pondrá una cuña a la altura de las vértebras dorsales del RI, para que este pueda salvar el posible ángulo entre la cavidad torácica y la colchoneta, o debajo de los glúteos del RI, para evitar que se deslice hacia abajo.

A continuación, el PI facilitará o motivará al RI a realizar el ejercicio propuesto para alcanzar unos determinados objetivos terapéuticos.

Posición y función del RI

El RI, recostado sobre la caja torácica del perro, tendrá mayor libertad de movimiento pues al ser convexa le permitirá rotar fácilmente.

Desde esta posición el RI se podrá acostar de uno u otro lado del cuerpo y en dirección a la cabeza o hacia la cola del perro.

Si bien en la anterior PCC el usuario quedaba cerca de los cuartos traseros del perro, en este caso quedará más próximo a la cabeza y, en función de cada RI, esto tendrá implicaciones emocionales positivas o negativas.

Ejercicios prácticos

Para los miembros inferiores

Al igual que en la otra PCC, esta tampoco está pensada para el trabajo directo de las piernas del RI, salvo que combinemos la actividad con un segundo perro-manta a modo de cuña o de estímulo sensorial.

Para la estimulación cognitiva o sensorial

NUESTRA RESPIRACIÓN

Una vez que el RI esté relajado, lo animaremos a escuchar el ruido de la respiración del perro y tomar conciencia de su propia respiración, con la ayuda del PI. Podemos aumentar el estímulo colocándole al RI un fonendoscopio que amplíe todos los ruidos torácicos del perro.

Para los miembros superiores

DARLE PREMIOS AL PERRO

El PI le entregará un premio o barrita para perros al RI para que este, con su mano libre, se lo dé al perro.

Podremos incrementar la dificultad del ejercicio haciendo que el premio sea cada vez más difícil de alcanzar, o bien, pidiéndole al RI que cierre los ojos mientras lo escondemos debajo de alguna parte del cuerpo del perro. Luego, deberá encontrar el premio para dárselo al perro.

Cabeza y tronco

COMPARTIR MIS ANIMALES PREFERIDOS

El TIA le mostrará juguetes al RI, por ejemplo, animales de granja, enseñándoselos cerca de la cola del perro. El RI, que estará encarado hacia la cola, al verlos, deberá tomar uno con su brazo libre y sostenerlo fuerte, mientras el PI le imprime una suave rotación lateral para quedar encarado hacia la cabeza del perro. Entonces, el RI cambiará el objeto de mano y se lo entregará al perro, introduciéndoselo en la boca.

Podemos, al mismo tiempo, recrear las distintas onomatopeyas de cada animal.

PCC. 45
PM perpendicular al RI y en tumbado dorsal

Descripción de la PCC

El RI se recostará sobre el perro-manta por la zona dorsal, facilitándole de esta manera un contacto menos invasivo, pero a la vez más cercano a nivel visual.

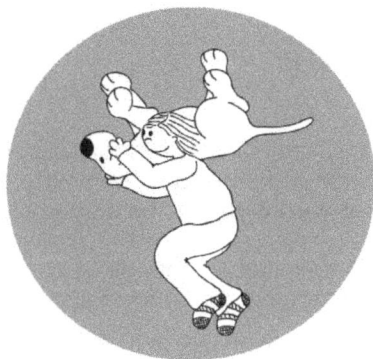

Objetivo de la PCC

Aumentar la extensión de los miembros superiores para establecer contacto con el perro en una situación que brinda seguridad al RI y que le permitirá aproximarse e interactuar más con la cabeza del perro.

Ubicación y funciones del equipo

Posición y función del perro

El perro sostendrá al RI sobre la cintura escapular, mientras este le acaricia la cara.

Para el perro esta posición puede resultar un poco estresante, pero bajo la supervisión del TIA y gracias a un largo entrenamiento soportará con gracia los acercamientos del RI en la cara. Permitirá que le levanten los belfos, le toquen los dientes, le levanten las orejas, etc. Es decir, el perro deberá mantener en todo momento la posición sin voltearse y se quedará patas arriba para invitar al juego al RI.

Posición y función del TIA

El TIA, situado en cuclillas en la cavidad ventral del perro-manta, colocará las manos cerca de la cintura escapular para comprobar que la colocación del RI sobre el perro es correcta y no le molesta.

Una vez que el PI y el TIA comprueben la colocación de la cabeza sobre el perro, el RI no deberá moverla demasiado.

Por este motivo, el TIA trabará la cabeza del RI con las manos, sin tocarla ni manipularla, para evitar posibles desplazamientos que pudieran repercutir negativamente sobre el perro.

Posición y función del PI

El PI colocará al RI en decúbito lateral sobre el perro y tendrá en cuenta que en esta posición el lomo del perro se convierte en una pared vertical que el RI deberá superar mediante cojines o cuñas.

A continuación, el PI se situará frente de la cabeza del perro o detrás del RI para facilitar la interacción con el animal.

Posición y función del RI

Si queremos que el RI tenga un contacto visual estrecho con el animal, pero con libertar de espacio y movimiento, sin que se sienta contenido entra las cuatro patas del animal, podemos brindarle la posibilidad de una aproximación dorsal.

Las dos únicas reglas de juego que deberá acatar el RI son, en primer lugar, permanecer con la cabeza quieta para no molestar al perro y, en segundo, tratar con respeto al perro cuando inspecciona la cara; con el mismo respeto que el perro nos trata a nosotros o como nos tratamos entre nosotros, no haciendo nada que le pueda molestar al perro.

El ángulo que se produce entre el costado torácico del RI y el lomo del perro se deberá superar mediante cojines o cuñas para que el RI adopte una posición anatómicamente correcta.

Ejercicios prácticos

Para los miembros inferiores

No se contemplan ejercicios para las piernas del RI, excepto que se introduzca un segundo perro-manta que recoja y estimule las piernas.

Para la estimulación cognitiva o sensorial

CEPILLAR LOS DIENTES

Invitaremos al RI a untar su dedo con pasta dentífrica para perros, para que cepille los colmillos del perro.

Este juego lo realizaremos progresivamente teniendo en cuenta los distintos elementos nuevos para el RI: la pasta dentífrica, los belfos, los dientes, la lengua del perro.

También puede ser útil para moldear el cepillado del propio RI, ya sea antes o después de la actividad, ante la atenta mirada del perro.

Para los miembros superiores

LOS PERSONAJES DEL CUENTO

Después de leer un cuento con el RI cómodamente relajado sobre el perro, el PI hará aparecer los distintos personajes por el lado opuesto de la cabeza y en dirección a la boca del perro, para que el RI extendiendo su mano libre los vaya salvando antes de que el perro los atrape con la boca.

Cabeza y tronco

CREMA A LOS BELFOS

Un suave masaje con crema o polvos talcos dejará al perro limpio, suave y relajado después de una dura sesión de trabajo. Es por ello que el RI manteniéndose en su lugar extenderá las manos para obtener la crema y la aplicará al perro por la nuca, el cuello y los belfos.

PCC. 46
PM paralelo al RI y en tumbado dorsal

Descripción de la PCC

El RI, recostado paralelo al perro-manta, lo abrazará haciendo contacto con él a lo largo del dorso.

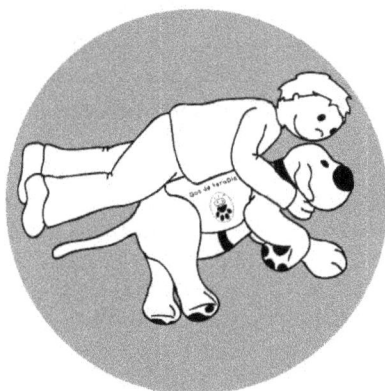

Objetivo de la PCC

Relajar al RI y, al mismo tiempo, trabajar y mantener la colocación anatómica del RI sin una aproximación demasiado invasiva por parte del perro de terapia.

En este caso, el RI marcará la interacción con el perro-manta en función del grado de confianza que tenga con la proximidad del perro.

Así como no provoca la misma reacción emocional en el RI ver de frente el hocico del perro con la boca cerrada que con la boca abierta, mostrando los dientes; tampoco será lo mismo estar frente a frente con la cara del perro que poder observarla desde cierta distancia, por detrás.

Es por esto que otro de los objetivos de esta PCC es que el RI gane confianza consigo mismo en relación con el perro-manta.

Ubicación y funciones del equipo

Posición y función del perro

El perro-manta se tumbará de lado sobre la colchoneta y esperará que el RI apoye el brazo, la pierna u otra parte del cuerpo sobre él.

Mientras el RI lo haga, el TIA estará alerta a que este movimiento no impacte de forma sorpresiva en el perro. Cabe destacar que es poco usual que esto ocurra puesto que el PI supervisa al RI y el TIA supervisa el bienestar del perro; pero si ocurriera, tenemos que tener claro que un perro-manta bien entrenado no debería sobresaltarse y debería recuperarse de forma inmediata con el contacto del TIA.

Los incidentes suelen ocurrir por ser imprudentes o porque un exceso de confianza nos hace relajarnos. Por esta razón aconsejamos que durante una sesión de IAA seamos prudentes y tengamos todos los sentidos bien atentos.

Permítanme que os cuente una anécdota que me ocurrió junto a mi perra Cuca. Las sesiones de IAA acostumbran a tener lugar en ambientes más o menos extraños para el perro y para el RI, pues se producen entre personas y animales que apenas se conocen. Por lo tanto, la responsabilidad de que esta interacción humano-animal ocurra con éxito recae en la profesionalidad del TIA. Este debe velar siempre y en todo momento por el bienestar físico y psíquico del animal de terapia; ya que del bienestar del RI se ocupará el PI.

Estábamos en una sesión de TAA en la que Cuca, tumbada de lado sobre una colchoneta, interactuaba con un niño con TEA. El objetivo era que a través del contacto con el perro, el niño se relajara.

El RI mostraba una actitud tranquila, atenta y conectada con la situación, mientras el PI lo animaba y yo, como TIA, me mantenía arrodillada en el suelo al lado del perro con las manos sobre él por precaución y comunicación.

La sesión estaba siendo de un éxito gratamente sorprendente. Todos estábamos contentos y nos fuimos relajando. De repente, el RI se levantó, se sentó en una silla cerca del perro, observándolo, mientras el PI y yo comentábamos lo ocurrido. Por suerte, en ningún momento abandoné a mi perro, me mantuve en cuclillas a su lado pues el PI no había dado por acabada la sesión y, lo más importante, mantuve las manos sobre el perro, dándole soporte y contención.

De repente, de forma inesperada, el RI se tiró al suelo de rodillas y se abalanzó con las manos y el cuerpo sobre la cavidad torácica del perro.

Imaginaros por un instante el sobresalto que tuvimos todos, excepto Cuca que levantó suavemente su cabeza, me miró y viendo que todo andaba según lo previsto, recostó de nuevo la cabeza en la colchoneta.

Me dolió no haberme anticipado a lo ocurrido y haberle evitado a Cuca tal sobresalto. Por suerte, mi presencia junto al perro, el contacto a través de las manos y la gran calidad de Cuca como perro-manta fueron suficientes para que pudiera continuar trabajando en prefectas condiciones físicas y psíquicas y acabar la sesión con el RI tumbado sobre ella, abrazándola.

No bajéis nunca la guardia en una sesión de IAA y aunque seguramente algún día cometeremos algún error con nuestro compañero perruno, intentemos que sea lo más leve posible.

Posición y función del TIA

De lo dicho anteriormente queda claro que el TIA debe estar siempre cerca del perro. En esta PCC, se colocará en cuclillas del lado opuesto al RI; es decir, en la cavidad ventral del perro, apoyando las manos sobre la cintura escapular y pélvica del perro.

El TIA guiará al RI por las zonas que se pueden acariciar y pondrá nombre a las distintas sensaciones que el RI o el perro puedan experimentar: "Siente qué calentita tiene la barriga: tócala con cuidado, que es muy delicada", "¡Cómo le gustan las caricias que le estás haciendo!". El TIA puede mostrar cómo y dónde le gusta al perro que lo acaricien.

En principio, el TIA no debe manipular la mano del RI ni sacarla de encima del perro, ya que esto es responsabilidad del PI. Sin embargo, si en algún momento el RI toca o acaricia al perro de un modo que pueda molestar o dañarlo, el TIA colocará rápidamente su mano debajo de la del RI para evitar que continúe este contacto, o bien, limitará su movimiento hasta que el PI intervenga.

Posición y función del PI

Situado detrás del RI, guiará y motivará los movimientos y la interacción con el perro, con el fin de trabajar los objetivos inicialmente propuestos para la sesión.

Posición y función del RI

El RI estará recostado sobre la colchoneta, paralelo al perro-manta, de manera que pueda apoyar las extremidades superiores sobre el cuerpo del perro, con ayuda o sin ella, a modo de abrazo.

También puede acariciar y descubrir las distintas zonas del pecho, de la barriga o de la cabeza del perro: las orejas, el stop, el hocico. El hecho de no tener la cara del perro frente a él favorecerá que el RI se sienta menos intimidado y más tranquilo para relajarse al lado del perro.

Ejercicios prácticos

Para los miembros inferiores

PATEAR LA PELOTA

Una vez colocados el RI y el perro-manta en esta PCC, pondremos una pelota de playa grande, poco pesada y de colores vivos, delante de la cavidad ventral del perro y animaremos al RI a colocar la pierna que ha quedado en la posición superior por encima de la cintura pélvica del perro para poder patear la pelota. Esta saldrá disparada, con la ayuda disimulada del TIA, ante la atenta mirada del RI.

Para la estimulación cognitiva o sensorial

DESCUBRIR Y TOCAR LAS PARTES DEL CUERPO DEL PERRO

Cada vez que el RI mueva el brazo y toque alguna parte del cuerpo del perro, el TIA la describirá y le pondrá un nombre: la nariz, la axila, la barriga, las orejas, etc.

Luego podríamos jugar al revés. El PI dice una parte del cuerpo del perro y el RI tiene que tocarla antes de que lo haga el TIA.

JUGANDO CON LAS TEXTURAS

El TIA mostrará al RI las diversas texturas que tiene el perro en su cuerpo: suaves, ásperas, húmedas, blandas, duras,... Luego, el PI podrá preguntar al RI: "Explícame, ¿qué parte del perro está húmeda?".

Para los miembros superiores

PULSERAS PARA EL PERRO

El RI deberá colocar pulseras rígidas de colores en la pata del perro. Para facilitar la acción o dificultarla, el TIA manipulará por el codo la pata del perro, levantándola a mayor o menor altura.

Cabeza y tronco

BARRITAS DE COMIDA PARA EL PERRO

Nuestro objetivo es que el RI se incorpore mínimamente para tomar unas barritas de comida para perros, que colocaremos por encima del cuerpo del perro, cada vez más distantes del RI: sobre el lomo o las patas, en la cavidad abdominal y, finalmente, en el suelo. Cuando las alcance, se las podrá dar al perro.

La forma de las barritas alargadas hará que sean fáciles de tomar. Sin embargo, existen dos maneras de facilitarle la labor al RI:

• El TIA puede hacer palanca haciendo presión sobre un extremo, para que la otra punta se levante hacia los dedos del RI.

• Colocar de forma perpendicular a la barrita una pinza de tender la ropa, para que la superficie horizontal que el RI debe tomar se convierta en un eje ancho y vertical.

PCC. 47
PM paralel al RI y en tumbado ventral

Descripción de la PCC

Los dos componentes de la PCC estarán enfrentados y tumbados de lado. El RI sujetará y abrazará al perro con su cuerpo.

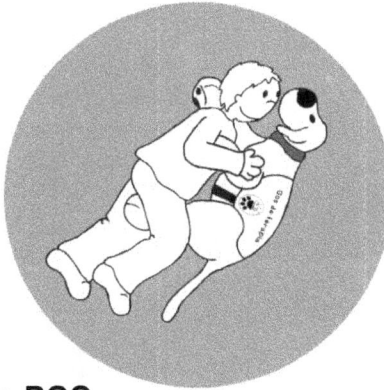

Objetivo de la PCC

Facilitar que el RI adopte y mantenga la posición utilizando las extremidades del perro a modo de cuña.

Vemos que la principal diferencia entre esta PCC y la PCC reflejada en el ejercicio 42 recae principalmente en dónde pongamos el acento: en que el perro contenga al RI o en favorecer una determinada posición del RI; aunque, en ambos casos, el RI se relajará en un espacio inmediato de seguridad emocional.

Ubicación y funciones del equipo

Posición y función del perro

En esta PCC el perro se tumbará y se relajará sobre la colchoneta, antes que el RI se recueste en ella. De esta manera, el PI podrá colocarlo sobre el perro mientras el TIA lo supervisa y manipula las extremidades para entrelazarlas con las del RI.

El perro deberá mantener una actitud relajada y tranquila durante el desarrollo del armado de la PCC.

La pata posterior del perro en ubicación superior, se puede colocar en medio de los muslos del RI; nunca entre las rodillas, pues esto ocasionaría dolor al perro. La pata posterior en posición inferior, replegada sobre sí misma, se mantendrá en el hueco existente entre ambos actores, siguiendo el contorno de la pierna del RI.

La pata anterior ubicada en la parte superior de la postura se colocará por debajo del brazo del RI a la altura del hueco axilar, sosteniéndole de esta manera el brazo para que lo pueda abrazar de forma autónoma. La pata anterior en posición inferior podrá estar extendida debajo del cuello del RI a modo de cojín cervical o, replegada sobre sí misma, podrá hacer contacto con la mejilla del RI.

Para deshacer la PCC, el PI manipulará al RI al mismo tiempo que el TIA manipula al perro. Finalmente, el TIA imprimirá una rotación de 180 grados longitudinal al cuerpo del perro para que las extremidades no queden frente al RI y se eviten posibles incidentes a la hora de levantarlos.

Posición y función del TIA

Realizada la presentación, el TIA –lentamente y ante la mirada del RI– mandará sentarse, echarse y tumbarse al perro-manta. Luego, se colocará en cuclillas detrás del lomo mientras le cuenta suavemente al perro que ahora vendrá su amigo para darle un fuerte abrazo.

Toda esta puesta en escena es importante para crear un ambiente atractivo y real. Podríamos pensar que por el simple hecho de actuar como cuña, el perro-manta otorga todos los beneficios que de esta PCC se derivan, pero obviamente estaríamos equivocados. Si bien hace las funciones de cuña animada, su gran virtud es que despierta interés como ser vivo y se convierte en un centro motivador para el RI. Esto hace que la PCC sea exitosa.

Para que este centro de interés se mantenga durante un largo período, es necesaria la figura de un interlocutor –en este caso, el TIA– que traduzca y exprese las percepciones, sentimientos y necesidades del perro al RI para que entienda lo que está ocurriendo, lo que siente, piensa y quiere su compañero peludo. Se sentirá implicado emocionalmente en esta relación como ser competente, responsable y capaz, aumentando su autoestima.

Este es el éxito de las PCC: a la vez que el RI efectúa los ejercicios terapéuticos prestablecidos con el fin de alcanzar unos determinados objetivos, también disfruta de una relación de complicidad que repercute positivamente en su estado anímico y su autoestima.

Las PCC en TAA permiten realizar las maniobras y procedimientos terapéuticos o educativos en un ambiente emocionalmente acogedor, en un entorno rico y estructuralmente seguro que relaja y motiva al RI para que a través de una interacción lúdica se alcancen los objetivos terapéuticos propuestos inicialmente.

Posición y función del PI

El PI le explicará al RI cómo se ubica el perro en la colchoneta y comentará todo lo que hace: "Mira cómo se sienta..., ¡pum...!, ya ha puesto el trasero en el suelo, se echa y... ¡ya está tumbado en el suelo, esperándote!".A continuación, suavemente depositará al RI en decúbito lateral cerca del perro-manta y, con la ayuda del TIA, entrelazarán ambos cuerpos.

En el momento en que el PI deposita al RI sobre la colchoneta, el perro, con la ayuda del TIA, se moverá hacia el RI si se deben aproximar más ambos componentes de la PCC. El PI guiará o facilitará la interacción del RI durante la actividad.

Posición y función del RI

El RI, tumbado en decúbito lateral, podrá tener las piernas, los brazos y la cabeza sobre el cuerpo del perro, aportándole seguridad y un rol activo en el PCC. Supuestamente, será el encargado de que el perro se mantenga en la posición de tumbado lateral, pues deberá sujetarlo fuerte, acariciarlo suavemente o mirarlo y hablarle para que se sienta feliz y no quiera irse de su lado.

Ejercicios prácticos

Para los miembros inferiores

QUIERO RASCARME LA PATITA

Si el TIA manifiesta que el perro quiere sacar su patita de entre los muslos del RI por que le pica..., el PI podrá animar al RI para que la eleve ligeramente y así el perro se la pueda rascar.

Si en cambio nos interesa que el RI haga presión con los muslos, le diremos que debe evitar que el perro se escape de entre las piernas, ejerciendo presión la una contra la otra.

Para la estimulación cognitiva o sensorial

UN MASAJE CON ESPUMA

Aplicaremos sobre el lomo del perro (o en aquella zona del cuerpo que el PI considere oportuna) una espuma de limpieza en seco.

Será un estímulo visual (ver cómo crece una superficie espumosa blanca), auditivo (el ruido de la espuma saliendo a presión), olfativo (el perfume que desprende la espuma seca) y táctil que favorecerá que el RI trabaje, por ejemplo, movilizando el brazo para limpiar al perro, a la vez que disfrutará de esta experiencia sensorial del baño perruno.

Para los miembros superiores

CEPILLAR AL PERRO

Adaptaremos un cepillo a la mano del RI para que este pueda cepillar al perro de forma autónoma, sin preocuparse de que su brazo se deslice hacia abajo ya que la pata del perro se lo impedirá. A su vez, el TIA podrá mover la pata para manipular, sin que el RI lo perciba, el brazo del RI logrando un cepillado autónomo del perro por parte del RI.

Cabeza y tronco

SEGUIR AL PERRO CON LA MIRADA

El RI deberá observar atentamente al perro para que este se pueda comer el premio que el TIA le muestra. El perro seguirá el premio con la cabeza levantando y escondiendo el hocico para que el RI imite este movimiento.

BESOS Y MÁS BESOS

Con el fin de que el RI levante un poco la cabeza de forma voluntaria, le animaremos a dar un "besito" al perro en el cuello, en el pecho o en la pata como agradecimiento a su gran amigo.

Capítulo 12

Posiciones Caninas Ctac plurales

Después de ver, leer o aplicar las anteriores PCC, nos daremos cuenta de que cada una de estas interacciones con el perro-manta:

- Aportan estímulos sensoriales, propioceptivos o vestibulares al RI.

- Facilitan al PI el trabajo en pos de ciertos objetivos y la posibilidad de realizar distintos juegos y actividades.

- Acompañan y estimulan el mantenimiento de una determinada posición del RI.

- Crean un espacio de complicidad entre el RI y el perro-manta que relaja y motiva al RI.

- Y muchos otros beneficios para cada PCC que el PI, el TIA y el RI descubrirán.

Nos podemos preguntar qué ocurriría si incorporáramos más de un perro a la sesión.

La respuesta sería que si lo hacemos con profesionalidad y creatividad podríamos enriquecer las sesiones utilizando las PCC Plurales.

En las PCC plurales,cada uno de los perros de la sesión cumple una función distinta, simultánea y complementaria, por ejemplo:

- mientras uno ejerce de cuña, el otro actúa como un distractor o motivador;

- mientras uno contiene al RI, el otro estimula sensorialmente una parte del cuerpo del RI.

Este segundo perro participante de la sesión de perros-manta puede ser otro perro-manta corpulento que ayuda al principal a complementar la PCC.

En este caso la función del segundo perro manta participante en la sesión sería la de sostener o colocar al RI en una determinada posición y que, de esta manera, tenga contacto estrecho con ambos perros.

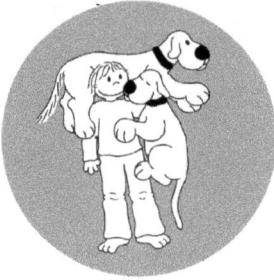

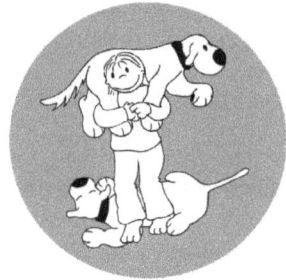

O bien, el segundo perro podría ser un perro de terapia, pequeño, ágil, con distintas habilidades que utilizaríamos como elemento distractor y motivador para el RI.

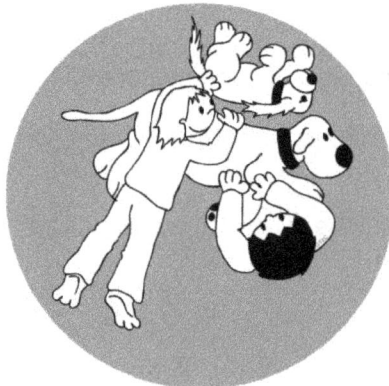

El equipo de PCC plurales

El equipo de perros participante de las PCC siempre dependerá de la estructura de la PCC y del grado de confianza y control que el TIA tenga sobre ellos.

Nuestra experiencia, derivada de la práctica diaria en este campo, nos dice que el equipo ideal para un TIA especializado en perros-manta es tener dos perros-manta que gocen de su plena confianza, con los que exista un estrecho vínculo, que estén perfectamente adiestrados, a los que pueda colocar y supervisar; a la vez que garantizar su bienestar simultáneamente.

Uno de ellos debe ser un perro-manta corpulento y con pelaje generoso (PMA) y el segundo, un perro de dimensiones pequeñas, capaz de trabajar tanto como perro-manta, llenando pequeños espacios o situándose sobre el RI, como en la función de perro activo durante la sesión de la PCC y que motive al RI (PMB).

CTAC recomienda un PM por TIA. Aunque en función de las aptitudes de la UI , un TIA podría trabajar con dos perros en una sesión de PCC plural. De existir, puntualmente, más de dos perros en la ejecución de una PCC, cada uno de ellos deberá estar a cargo de otro TIA.

Ejemplos de PCC con dos perros-manta

CASO 1:

RI de 21 años con una importante rigidez y espasticidad muscular.

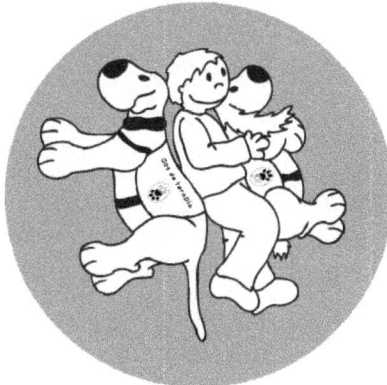

El objetivo planteado es que el RI,, en decúbito lateral, pueda acariciar fácilmente a un perro mientras relaja la musculatura dorsal.

Para ello, colocamos un primer perro-manta PMA en tumbado dorsal en la cavidad ventral del RI (PCC:46) y al segundo PMB tumbado y alineado con el dorso del RI (PCC.46)

El TIA, situado en la cavidad ventral del PMB, lo contiene y lo sostiene con las manos para que este mantenga un contacto constante con la espalda del RI. Desde esta posición, también puede supervisar al segundo perro-manta situado frente al RI. El PI se ubica frente al PMA y facilita la interacción del RI con el perro que tiene frente a él.

De esta manera, el RI se beneficia con el aumento de la temperatura que el PMB le proporciona a la musculatura dorsal, a la vez que con la mano acaricia al PMA.

CASO 2:

Muchas veces nos centramos en las extremidades superiores del RI, el contacto visual, la musculatura cervical y dejamos en un segundo plano las extremidades inferiores.

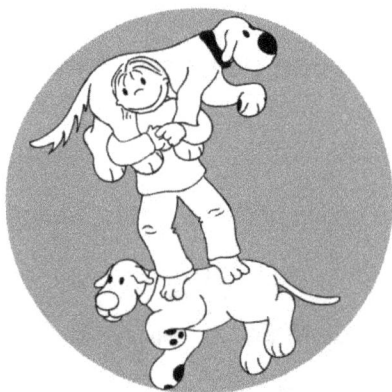

En este caso, mientras el RI está tumbado sobre la cavidad ventral del PMA (PCC 30) e interactúa con las patas del perro situaremos a un segundo perro-manta (PMB) a la altura de los pies(PCC 32) que le proporcionará una estimulación sensorial y propioceptiva.

El TIA se situará detrás del PMA; el PI, al costado del RI entre ambos perros. En este caso, debido a la distancia ellos, es necesaria una tercera persona que supervise que el PMB no se desplace y que las plantas de los pies del RI reposen sobre el lomo del perro.

CASO 3

Viendo esta ilustración, nos podemos imaginar la sensación placentera y de compañerismo que se siente al estar recostado sobre un PMA (PCC 30) y con el PMB a nuestro lado (PCC 28), acostado boca arriba.

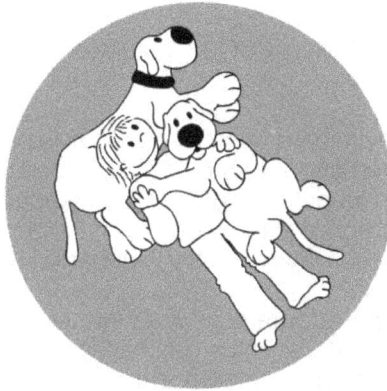

Con esta PCC plural podriamos terminar una sessión colocándole al RI este segundo perro para que ambos se relajen y, al mismo tiempo, mejorar la autoestima y el esquema corporal del RI.

CASO 4

RI: que se inicia en la tranferencia de sentado de lado a postura de rodillas

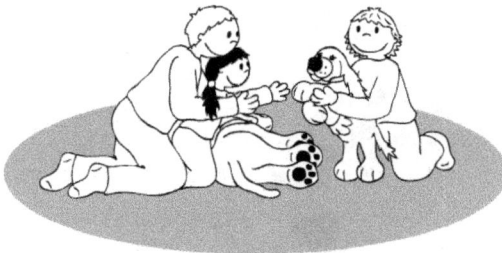

El objetivo que se plantea es trabajar el mantenimiento de la posición de rodillas de la niña, que normalmente en estos casos, tantas quejas provoca.

Utilizamos el vínculo afectivo de la niña con el PMA para que, ayudada por el PI que está detrás de la niña, pase de la posición de sentada de lado a la postura de rodillas.

Colocaremos al PMA en la PCC 21 y la PMB en bopedestación a cierta distancia del RI.

El PI facilita el movimiento de la niña para que apoye las manos sobre el cuerpo del perro mientras juega a buscar la pelota que el animal tiene escondida debajo de las patas; rote el tronco y acabe reposando la cara anterior de los muslos sobre el lomo del PMA. Es decir, adopte la posición de rodillas, con los glúteos levantados y la espalda recta, mirando al frente.

Una vez que la niña adopta esta posición, el PMA queda lejos de las manos o del campo visual. Tenemos que hallar una manera para continuar motivándola, para evitar que se sienta molesta y pueda mantener esta posición el tiempo requerido por su PI.

El TIA, situado frente al PI y al RI, también frente a la cavidad ventral del PMA, manipula un segundo perro, colocándolo en bipedestación con el fin de que la línea visual del RI coincida con la cabeza del perro y le pueda entregar premios o acariciar las patitas.

CASO 5

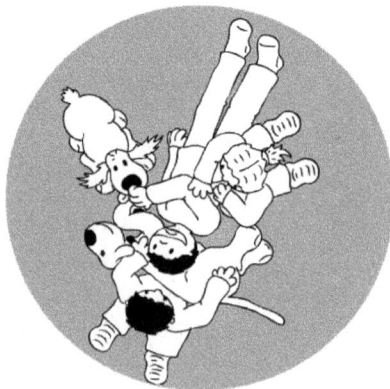

Colocaremos al PMA en la PCC 31 y la PMB cerca del RI en sentado.

El RI, acostado sobre la cavidad torácica del PMA, le entrega premios al PMB que se mantiene sentado y quieto a su lado.

El TIA está situado detrás del PMA. El PI, sentado al lado del RI, lo guía en la entrega de premios al perro.

De esta manera el RI recibe la estimulación sensorial del PMA y, además, realiza un trabajo activo con el PMB.

CASO 6

RI: de 6 años de edad, con un patrón de movimiento distónico a quien las TAA proporcionan la posibilidad normalizar el tono y moverse de forma más controlada.

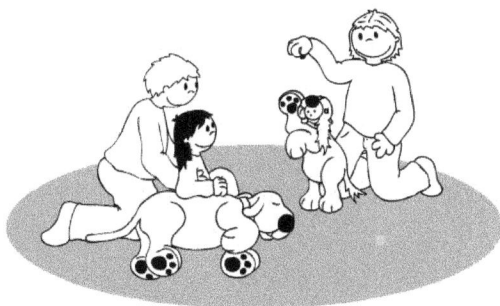

El objetivo es que siga con la cabeza un elemento en movimiento y que disfrute de la actividad.

La niña se sienta en el suelo delante del PI, paralela al dorso del PMA. (PCC 21) de esta manera se facilita la sedestación de la niña y se favorece el contacto directo entre ambos.

Frente a ella y al PI, está el TIA con un segundo perro de tamaño pequeño, que se desplaza a distintas velocidades dentro del campo visual del RI y realiza una habilidad cada vez que llega a uno de los extremos del recorrido como premio por el esfuerzo efectuado por la niña al seguir el desplazamiento.

Así pues,....

El grado de estimulación que reciba un RI al realizar una sesión de PCC plural será mayor,;pero esto no quiere decir que sea más beneficioso realizar la sesión con dos perros-manta que con uno.

En ambos casos la sesión será beneficiosa siempre y cuando se tengan en cuenta los siguientes ítems:

- la selección de los perros y sus aptitudes.

- la profesionalidad del TIA.

- la experiencia del PI en las PCC.

- el diseño previo de la PCC en función de los objetivos planteados

- el aprovechar al máximo las posibilidades de cada PCC.

- que cada PCC tenga un sentido y un significado para el RI

Lo importante no es si trabajamos con uno o más perros-manta, sino hacerlo con rigor, profesionalidad, respeto y procurando las máximas garantías de seguridad y bienestar para todos los componentes del equipo.

Lo importante, es que las Interveciones Assitidas con Animlaes nos puedan ayudar a mejorar la calidad de vida de las personas.

Deseamos que las cuarenta y siete PCC aplicadas con profesionalidad e imaginación os ayuden a continuar trabajando a favor de los objetivos planteados para cada uno de vuestros RI.

Agradecimientos

Quisieramos agradecer a todos aquellos amigos que han hecho posible este libro:

A Lucía, por mostrar nos un camino apasionante e increíble.

A Albert, por ilustrar con su sonrisa los beneficios de las PCC.

A Mercedes, por hacer evidente que las PCC son buenas en cualquier momento.

A Teresa, por aportar sus conocimientos en fisioterapia y por comprometerse con las IAA.

A Cecilia, por sus revisiones y comentarios que tanto me hicieron reír.

A Marta, por su arte en interpretar y dibujar.

A Isabo, Laika, Xiula, Pelut, Cuca, Chiqui ,Dia, Bamba Blasa, Rita y Taca, que nos brindaron su amor, confianza y profesionalidad para hacer únicos infinitos instantes.

A todos los centros y profesionales que confiaron en CTAC y apostaron por las IAA para mejorar la calidad de vida de las personas.

A todo el equipo de CTAC, por su espíritu positivo, creativo y profesional.

Y a cada una una de las personas que con su trabajo, sus logros y sonrisas nos inspiraron las distintas PCC.

Grupo CTAC